Filip Caby / Andrea Caby

Die kleine Psychotherapeutische Schatzkiste · Teil 1

Tipps und Tricks für kleine und große Probleme
im Kindes-, Jugend- und Erwachsenenalter

Der Mensch kennt die Lösung seines Problems,
er weiß nur nicht, dass er sie kennt.

Milton Erickson

Filip Caby / Andrea Caby

Die kleine Psychotherapeutische Schatzkiste

Teil 1

Tipps und Tricks für kleine und große Probleme
im Kindes-, Jugend- und Erwachsenenalter

BORGMANN
MEDIA

Unser Buchprogramm im Internet
www.verlag-modernes-lernen.de

Veröffentlicht in der Edition:
BORGMANN MEDIA GmbH & Co. KG · Schleefstraße 14 · D-44287 Dortmund

5. Auflage 2023

Titelgrafik: Laura Grundmann, Düsseldorf
Gesamtherstellung: Löer Druck GmbH, Dortmund

Bestell-Nr. 9403 ISBN 978-3-942976-18-3

Inhalt

Dank

Wir möchten uns bei allen bedanken, die zum Entstehen dieses Buches beigetragen haben.

Das sind die vielen Kollegen, mit denen wir die gleichnamigen Workshops durchgeführt haben und die ihre Ideen haben mit einfließen lassen. Sie haben uns auch dazu ermutigt, dieses Buch herauszubringen.

Die Erfahrungen der Seminare und Fortbildungen, insbesondere auch die Fragen und Anregungen konnten mehrheitlich berücksichtigt werden – für diese Anregungen sind wir allen Teilnehmern dankbar.

Das sind unsere Patienten / Klienten*, die uns erst dazu gebracht haben, die Interventionen durchzuführen und so mutig und vertrauensvoll uns gegenüber waren, die Ideen umzusetzen.

Das sind unsere Lektoren, die wir hier namentlich nennen möchten: Paul Adams, Dr. Christian Benden, Ute Lauterbach und Dr. Nikolaus Lohmann.

Das ist unsere Tochter, Laura Grundmann, die die Schatzkiste für den Umschlag gestaltet hat sowie unser Sohn Vincent, der uns bei den grafischen Darstellungen am PC unterstützt hat.

Und das sind die Mitarbeiter des Verlages, allen voran Frau Balke-Schmidt.

* Wir verwenden in diesem Buch das Wort Klient; gemeint sind natürlich auch Patienten und beide ebenfalls in der weiblichen Form.

Einige Worte vorweg

Gespräch in der Sauna: Ein Vater erzählt dem Therapeuten wie fleißig und vernünftig sein älterer Sohn sei und wie im Gegensatz dazu sein jüngerer Sohn kein Interesse an der Schule hat, sich auch nicht um das Geschäft kümmert und nach Hause kommt, wann er will. Ohne die Frage: „Was kann ich tun?" in dieser therapeutisch denkbar ungeeigneten Umgebung abzuwarten, stellt F. Caby stattdessen die Frage „Warum darf er das?". Verblüffung und Stille folgen, und ein zufälliges Zusammentreffen ein Jahr später zeigt, dass durch diese Frage die familiäre Situation geändert wurde.

Im Alltag einer kinder- und jugendärztlichen Praxis kommen viele Problemsituationen zur Sprache: Schlafstörungen, Einnässen, Aggressionen, Geschwisterrivalität, Tics. Sie müssen kurzfristig und mit möglichst geringem Zeitaufwand bewältigt und die Eltern entsprechend beraten werden. Ausgeprägte Störungen benötigen dagegen viel Zeit und ein spezifisches Setting. So sind alle psychischen Störungen – von ADHS, über Ängste, Depressionen bis zum Autismus – Themen, derer sich verschiedene Fachgruppen annehmen. Neben Kinder- und Jugendärzten und Kinder- und Jugendpsychiatern beschäftigen sich Psychotherapeuten, Psychologen und Heilpädagogen, aber auch Heilmittelerbringer – Ergotherapeuten, Logopäden u. a. – mit den Folgen psychischer und pädagogischer Probleme in Familien.

Bei der Beratung von Kindern, Jugendlichen oder Erwachsenen kommt der Therapeut nicht selten in eine Situation, in der es plötzlich nicht weitergeht. Das Gespräch dreht sich im Kreise, die Beteiligten sind stur, beharren auf ihren Aussagen, machen Vorwürfe, lassen nicht mit sich reden. Der Therapeut sucht nach einem Ausweg und gräbt in seiner Erinnerung: Irgendwann hat eine bestimmte Technik oder Frage in einer ähnlichen Situation zum Erfolg geführt. Aber was war es nur? Dem Büchlein des Ehepaars Caby kommt das Verdienst zu, viele dieser kleinen Tipps und Tricks – manche altbekannt, manche erfrischend neu und überzeugend – gesammelt und zusammengefasst zu haben. Das Buch will dabei sicher nicht den Wert etablierter Therapieverfahren schmälern und Ausbildung und Lehrbücher ersetzen, aber hier stehen praktische Anregungen und Hilfen in verständlicher und nachvollziehbarer Form zur Verfügung, die im Alltag hochwillkommen sind. Wenn man lernt, im rechten Moment die richtige Frage zu stellen, wie im Beispiel oben, oder den Gesprächsteilnehmern die richtige Aufgabe zuzuteilen, sind viele Situationen besser zu bewältigen und ein therapeutischer Fortschritt zu erreichen. Hier zeigt sich neben der langjährigen Erfahrung und dem umfassenden psychotherapeutischen Wissen auch, wie nützlich die fachübergreifende Zusammenarbeit (z. B. in der Familie Caby) in der Betreuung der Patienten ist.

Ich bin sicher, dass dieses Büchlein nicht den Weg der meisten Schatzkisten gehen wird – auf einer einsamen Insel tief im Sand vergraben zu werden – sondern dass dieses Schatzkästchen in Griffnähe stehen wird bei jedem, der im Gespräch therapeutisch mit Menschen umgeht. Es wird die Arbeitsmöglichkeiten erweitern und zum Gelingen so mancher Sitzung beitragen. Es ist hilfreich für Ärzte und Psychotherapeuten, aber auch für Heilmittelerbringer und Pädagogen. Und außerdem macht es Spaß darin zu lesen. Darum wünsche ich dem Buch eine große Verbreitung.

Dr. Klaus Skrodzki

Liebe Entdeckerinnen und Entdecker einer Schatztruhe!

Selten hat man das Glück, einen Schatz zu finden. Sie haben es geschafft. Wunderbar!

Aber wie Sie wissen, hat es mit einem Schatz immer eine besondere Bewandtnis. Manch einer findet einen Schatz, hält nun alles für gewonnen und hat nach kurzer Zeit alles verloren, weil er nicht sorgfältig damit umgegangen ist.

So ist das auch bei diesem Schatz. Wer die einzelnen wertvollen Stücke aus der Schatzkiste nimmt, muss sie sorgfältig und liebevoll behandeln, wenn sie ihren Wert behalten sollen. Er darf die Perlen, die er vielleicht findet – so sagt es schon das Sprichwort, wenn auch mit harten Worten – nicht einfach „vor die Säue werfen", sondern sollte seinem Gegenüber voller Respekt als einem wertvollen Menschen begegnen, der für sich und seine Familienmitglieder das Beste erreichen möchte, der am besten entscheiden kann, was für ihn und seine Familienmitglieder gut ist, und der beispielsweise seine Kinder liebt, Positives über sie hören will und an ihrer möglichst guten Entwicklung interessiert ist. In diesem Licht erstrahlen die einzelnen Stücke aus der Schatzkiste, und Sie haben die Chance, dass sie ihre volle Wirkung entfalten.

Dazu gehört aber noch mehr: Jede dieser Kostbarkeiten will genau betrachtet sein, von allen drei, vier, fünf Seiten, von oben und von unten. Nehmen Sie sich Zeit! „Genauern" Sie immer wieder, bei jedem neuen Blick, fragen Sie Ihre Klienten, wie genau sie das wunderbare Stück sehen und was genau sie erkennen, welche einzelnen Gedanken ihnen dazu kommen und wie genau sie es vielleicht nutzen möchten. Wollen Ihre Klienten ihr Fundstück als Schatz an einem sicheren Platz verwahren, wollen sie ihm einen Ehrenplatz zu Hause in ihrer Wohnung geben oder wollen sie es als Schmuckstück tragen? Möglicherweise können sie sich nicht so schnell entscheiden. Dann regen Sie Ihre Klienten doch an, ihr Fundstück mit nach Hause zu nehmen und ganz konkret zu erproben, wie sie es am besten verwenden könnten. Möglichweise kommen Sie dabei zu dem Ergebnis, dass es doch nicht so gut zu ihnen passt. Dann können Sie erneut in Ihre Schatzkiste greifen und eine andere Kostbarkeit präsentieren. Gehen Sie damit aber genauso sorgfältig um wie mit der ersten! Betrachten Sie zusammen mit Ihren Klienten auch diese ganz genau, wenden Sie sie zu allen Seiten hin und achten Sie auf jedes kleine Detail.

Im ungünstigsten Fall – aber der ist selten – finden Sie in Ihrer Kiste nichts, das zu diesen Klienten wirklich passt. Aber in jedem Fall erfahren die Klienten die Art, wie Sie Kostbarkeiten anfassen und betrachten, wie Sie sie achtsam und ehrfurchtsvoll behandeln, und es besteht die gute Chance, dass die Klienten mit geschärftem Auge auf ihrem weiteren Lebensweg eine Kostbarkeit finden, die sie nun in der Art, wie sie es bei Ihnen erlebt haben, sorgfältig und liebevoll betrachten und plötzlich als den Schatz entdecken, den sie schon lange gesucht haben.

Eigentlich müsste ich sagen: Sie haben eine Schatzkiste gefunden. Aber die vielen Kostbarkeiten, die in dieser Schatzkiste lagern, wollen noch entdeckt werden. Heinz von Foerster würde sagen: „Sie wollen nicht nur gefunden, sie wollen erfunden werden." Dabei wünsche ich Ihnen viel Glück!

Ihr Wilhelm Rotthaus

Wichtige Hinweise

Wir möchten vor der Lektüre darauf hinweisen, dass der Einfachheit halber die männliche Form gewählt wurde, um den Lesefluss nicht zu stören.

In der Beschreibung der Interventionen wird von Klienten gesprochen. Damit sind selbstverständlich auch die Patienten, Kunden oder Mandanten gemeint.

Der Arzt, Therapeut oder Behandelnde ist gleichzusetzen mit dem Berater.

In vielen der Beispiele findet sich daher auch der Begriff der Sprechstunde, manchmal der des Beratungsgesprächs oder der Therapiesitzung. Alle Situationen haben, auch wenn sie in unterschiedlichen beruflichen Kontexten angesiedelt sind, eines gemeinsam: Es handelt sich um ein Gespräch zwischen einer oder mehreren Person(en) mit einem Anliegen und einem Experten, der um Rat gebeten wird.

Dieser Rahmen sollte daher ebenfalls Anlass sein, den Kreis der Nutzer genauer zu benennen, der von diesem Buch profitieren könnte. Die Schatzkiste ist das Ergebnis der langjährigen Begegnungen mit Kollegen im Rahmen von Tagungen und Weiterbildungen und der täglichen Arbeit in Praxis und Lehre.

Anfangs wurden die Ideen und Ansätze speziell für kinder- und jugendärztliche sowie kinder- und jugendpsychiatrische Kollegen und Kolleginnen zusammengestellt. Im Verlauf stellte sich aber heraus, dass weitere Berufsgruppen unsere Vorschläge als hilfreich und nutzbringend aufgreifen könnten, so dass sich der Reigen der Anwender um Psychologen, (Kinder- und Jugendlichen-) Psychotherapeuten, Allgemeinmediziner, Sozialarbeiter bzw. Sozialpädagogen sowie Lehrer erweitert hat und ggf. noch weitere Personengruppen ansprechen könnte, die bisher nicht ins Blickfeld gerückt sind.

Es wird an einigen Stellen auch auf die Grenzen zwischen z. B. der Pädiatrie und der Kinder- und Jugendpsychiatrie verwiesen. Einige Interventionen sind dazu mit Warnhinweisen versehen, weil sie nicht beliebig einsetzbar sind.

Neben dem Kreis der Nutzer muss in gleicher Weise der Personenkreis unserer Klienten noch einmal betrachtet werden. Die Interventionen wurden in der Regel im kinder- und jugendpsychiatrischen Arbeitsfeld sowie in der kinder- und jugendärztlichen Praxis erprobt und weiterentwickelt. Somit wurde schwerpunktmäßig mit Kindern, Jugendlichen und jungen Erwachsenen gearbeitet, aber aufgrund des systemischen und familientherapeutischen Vorgehens gleichzeitig auch mit Erwachsenen, Paaren, Eltern, Gruppen und Teams.

Methoden, die bei jüngeren Kindern gut funktionieren, haben manchmal auch bei anderen Altersgruppen erstaunliche Effekte gezeigt. Genauso waren einige Ideen, die wir Kindern vielleicht im ersten Moment noch nicht zugetraut hätten, dann plötzlich wunderbar möglich.

Zu guter Letzt möchten wir ausdrücklich darauf hinweisen, dass die hier beschriebenen Interventionen keine Psychotherapieausbildung ersetzen. Sie sollen lediglich die Arbeit mit unseren Kunden erleichtern.

Sämtliche Interventionen können außerdem durch Kreativität und Fantasie für weitere Indikationen umgeändert und auf andere Altersbereiche erweitert werden.

Alles soll nur eine Anregung sein.

Die genannten Auffälligkeiten sind besonders häufige Anliegen oder Verhaltensweisen, bei denen wir oft schon mit den beschriebenen Methoden erfolgreich gearbeitet haben.

Die Autoren

Vorwort zur 2. Auflage

Mach doch mal was anderes und lass dich überraschen!

Genau das haben wir gemacht, als wir „Die kleine Psychotherapeutische Schatzkiste" endlich geschrieben und dann auch noch veröffentlicht haben. Wir ließen uns überraschen, und wir wurden überrascht – und zwar angenehm. Nicht nur durch die Zahl der verkauften Exemplare, sondern vor allem durch die vielen positiven Rückmeldungen, die wir von Kolleginnen und Kollegen, Freunden, aber auch von Eltern oder aus anderen Berufsgruppen bekamen.

Ursprünglich war das Ringbuch für den Schreibtisch des Pädiaters gedacht, der während seiner Sprechstunde mal schnell hineinblättern soll, wenn es mit Patienten und ihren nicht nur medizinisch-pädiatrischen Anliegen nicht vorangeht.

Für uns erstaunlich – nun liegt das Büchlein auch auf den Schreibtischen oder steht im Regal dieser Kolleginnen und Kollegen: Psychotherapeuten, Sozialarbeiter, Pädagogen, Hausärzte, Logopäden, Ergotherapeuten, Mitarbeiter aus der Jugendhilfe usw.

Das hat uns sehr gefreut.

Die Rückmeldungen und Hinweise der Kolleginnen und Kollegen, allen voran Jürgen Hargens, haben uns dazu veranlasst, die Funde aus der Schatzkiste noch einmal durchzugehen und an der einen oder anderen Stelle zu optimieren, zu verändern oder zu ergänzen. Damit hat sich allerdings der Inhalt nicht geändert, so dass die zweite Ausgabe eine Verbesserung der ersten ist.

In der Zwischenzeit haben wir natürlich neue Erfahrungen gemacht oder Neues von anderen Kollegen geschildert bekommen. Diese Dinge haben wir getreu dem Motto von Steve de Shazer „Wenn Dinge gut laufen, dann tue mehr davon!" weitergeführt und haben angefangen, an Teil 2 der Schatzkiste zu arbeiten. Wir hoffen dafür auf eine ähnlich gute Resonanz.*

Vielen Dank an alle Kolleginnen und Kollegen, die mit ihren Anregungen geholfen haben, die Schatzkiste noch etwas spannender zu machen …

Andrea und Filip Caby im Februar 2011

---

* Anm. des Verlages: Seit 2011 lieferbar unter der Bestell-Nr. 9423.

Vorwort zur 4. Auflage

2009 haben wir uns auf eine Reise begeben, die uns weitere Schätze beschert hat. Wir haben neue Erfahrungen gemacht, Kollegen haben experimentiert und Patienten haben uns neue Perspektiven eröffnet. Diese dritte Auflage möchten wir daher nutzen, um Einiges zu ergänzen, zu ändern oder Dinge neu hinzuzufügen.
Diese Auflage ist also eine Neu-Auflage, in der Gutes beibehalten, Verbesserungswürdiges verbessert und Fehlendes ergänzt wurde.
Da gerade die Aufteilung des Buches zu gefallen scheint, wurde sie unverändert beibehalten, bis auf einzelne Abschnitte zur Psychoedukation bei den Indikationen. Wir finden es wichtig, die Klienten und Patienten möglichst gut über ihre jeweiligen Symptome aufzuklären und die Verbindung zu den Abläufen im Gehirn zu erläutern.
Die Überarbeitung hat uns angeregt weiterzudenken.
Wir hoffen, dass der Leser sich ebenso angeregt fühlt dies zu tun.

Andrea und Filip Caby im Frühjahr 2017

Kapitel 1: Allgemeines

> Es soll nach wie vor kein dickes Buch werden,
> sondern eines, das genutzt wird.

1.1 Einladung

Wir möchten Sie zu mehrerlei einladen:

Zunächst dazu, sich anregen zu lassen von Erfahrungen, die wir in den letzten Jahren mit unterschiedlichen Interventionen gemacht haben. Diese waren teilweise witzig, teilweise ergreifend, überraschend, unerwartet oder sogar verblüffend einfach.

Als Nächstes dazu, sich von seinem Gegenüber oder der Situation überraschen zu lassen, sich zu wundern und eventuell nachzufragen.

Andererseits aber auch dazu, die hier vorgestellten Ansätze selbst auszuprobieren und eigene Erfahrungen zu machen. Auch das ist – versprochen – spannend und macht Lust auf mehr.

All das, was wir mit unseren Patienten und im Austausch mit Kollegen, Weiterbildungskandidaten u. a. erlebten, haben wir in dieser vollständig überarbeiteten Neuauflage der Schatzkiste zusammengetragen, damit es nicht verlorengeht, aber auch damit es immer wieder entdeckt werden und in die Schatztruhen der Leser wandern kann.

Wir wünschen viel Spaß und Erfolg beim Herumstöbern und sind sicher, dass es noch viele Schätze gibt, die bisher nicht entdeckt wurden.

Und dabei spielt es keine Rolle, ob die Schätze in der Praxis, in der Beratung, in der Klinik, im Jugendhilfekontext oder sonstwo gehoben werden.

Viel Vergnügen beim Betreten des Lösungsraumes!

1.2 Der Inhalt der „Schatzkiste"

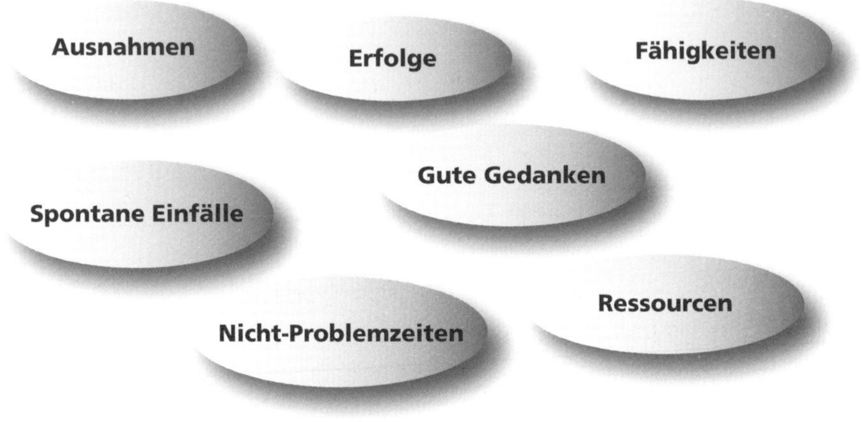

Abbildung 1: Der Inhalt der „Schatzkiste"

In der Grafik werden die unterschiedlichen Quellen dargestellt, aus denen die Schatzkiste gefüllt wurde.
Einige sprechen für sich: Erfolge, Fähigkeiten, Ressourcen. Andere bedürfen möglicherweise weiterer Erklärung.

Mit „Ausnahmen" sind die Ausnahmen vom Problem gemeint: Wann ist das Problem ausnahmsweise mal nicht aufgetreten? Zu diesen Zeiten hat der Klient offensichtlich schon einmal Bedingungen geschaffen, unter denen das Problem nicht aufgetreten ist. Das kann u. U. eine Quelle von Fähigkeiten und Ressourcen sein, die bei der Lösung des Problems eine wichtige Rolle spielen. Es macht sehr viel Sinn, an dieser Stelle nachzuhaken und den Klienten gezielt zu fragen, was er in diesen Zeiten anders gemacht hat.

Mit „Nicht-Problemzeiten" sind die Zeiten gemeint, in denen das Problem nicht vorhanden war. Auch hier ist es die Aufgabe des Therapeuten, nach dem Kontext zu fragen und danach, was der Klient zu genau diesen Zeiten anders gemacht hat.

Unter „Gute Gedanken" fallen alle Ideen und spontanen Einfälle, die aus der Gunst der Stunde, aus dem Tun entstanden sind.

Der Aufbau des Buches

Das erste Kapitel des Buches enthält, neben einer kurzen theoretischen Einführung, eine Übersicht über grundsätzliche Fragetechniken und wesentliche Hinweise zur Gesprächsführung.

Im zweiten Kapitel folgt die Darstellung allgemeiner sowie spezieller Interventionstechniken, kurz „Interventionen" genannt. In beiden Abschnitten werden die Techniken und Methoden aufgeteilt, und zwar in solche, die direkt in der Gesprächssituation zur Anwendung kommen, und in solche, die sich für den Einsatz zuhause empfehlen. Diese werden im Beratungskontakt thematisiert und angeregt, um anschließend in der Alltagssituation zur Anwendung zu kommen. Einige Interventionen sind in dieser Ausgabe hinzugekommen bzw. weiterentwickelt worden.

Der dritte Teil des Buches befasst sich mit den speziellen Indikationen. Es werden häufige Symptome und Krankheitsbilder aufgelistet, bei denen sich ein bestimmtes Vorgehen als besonders erfolgreich erwiesen hat. Die aufgeführten Gesprächsinterventionen und Aufgaben zum Mitgeben stellen die Schätze dar, mit denen in diesem Fall – nach sorgfältiger Betrachtung und individueller Auswahl – gearbeitet werden kann. Gerade in diesem Teil sind in dieser Ausgabe einige Veränderungen vorgenommen worden.

Die Quelle unserer Inspirationen

Auch wenn vieles aus der Kreativität des Alltags heraus entstanden ist, sind nicht alle unsere eigenen Ideen. Einige wurden irgendwo aufgegriffen und weiterentwickelt, andere in eigenen Ausbildungen gelernt.
Nicht immer konnte jeder Ansatz dem jeweiligen „Erst-Beschreiber" zugeordnet werden, manche sind möglicherweise gleichzeitig an verschiedenen Orten in ähnlicher Form entwickelt worden.
Viele Ansätze und Techniken sind bei unserem täglichen Handeln/Tun auf den Weg gebracht worden, haben allmählich in der wiederholten Anwendung an Kontur gewonnen und schließlich ihre Arbeitsform gefunden.
Auf manche Ideen haben uns auch Klienten gebracht und uns erlaubt, Neues auszuprobieren.

An vielen Stellen haben wir die Indikation um die Psychoedukation erweitert.

1.3 Der theoretische Hintergrund

Um die Interventionen in diesem Buch nachvollziehen zu können, soll im Folgenden kurz der theoretische Hintergrund erläutert werden.

Die Schatzkiste ist gefüllt mit Ausnahmen vom Problem, mit Erfolgen, Fähigkeiten, Ressourcen, guten Gedanken, spontanen Einfällen und Nicht-Problemzeiten. Diese sind alle aus dem täglichen Tun entstanden.
Der theoretische Rahmen dieses Tuns setzt sich wie folgt zusammen. Er ist:

1. Systemisch
Wir betrachten den Klienten mit seinen Problemen nicht isoliert, sondern auch das „Drumherum", das man in seiner Gesamtheit „System" nennt.

Die hier präsentierten Ideen entstammen dem systemischen Gedankengut. Da der Begriff „systemisch" in den letzten Jahren Hochkonjunktur und in unterschiedlichen Kontexten unterschiedliche Bedeutungen hat, ist es angebracht, unser Verständnis von „systemisch" zu erläutern.

Schon vor einigen Jahrzehnten fand im Denken, Forschen und Beobachten einiger Biologen ein Paradigmenwechsel statt. Sie fingen an, „Organismen" nicht mehr isoliert, sondern in Interaktion mit deren Umfeld zu betrachten. Sie stellten dabei fest, dass man als Beobachter eines Systems automatisch Teil dieses Systems wird.

Als Behandelnder eines „Problemsystems" ist man daher automatisch Teilnehmer an dessen Interaktionsgeflecht. Diese Interaktion führt dazu, dass aus dem „Problemsystem" zunehmend ein „Lösungssystem" wird.

Das wiederum bedeutet, dass, wenn Menschen entscheiden, zu ihrem Arzt, Sozialarbeiter, Psychologen oder einem anderen Berater zu gehen, sie allein dadurch ihr System schon verändert haben, dass sie eine weitere Person hinzugezogen haben. Die Beteiligten machen durch die erste Kontaktaufnahme einen ersten Schritt in Richtung Lösung. So erklären sich auch Veränderungen, die sich gelegentlich vor dem ersten Gesprächstermin wie von Zauberhand ergeben, ohne dass eine echte Intervention stattgefunden hat: Allein das Öffnen des eigenen Kontextes durch das Hereinholen eines weiteren Systembeteiligten kann u. U. genug Veränderung erzeugen, um neue Prozesse in Gang zu setzen.

Genau wie diese beiden Systeme sich gegenseitig beeinflussen, beeinflussen Ursache und Problem sich gegenseitig.

Einen Schritt weitergedacht: Die Lösung des Problems beeinflusst logischerweise zunächst das Problem. Zeitgleich verändert sich dadurch aber auch die Ursache des Problems, so dass ein Wiederherstellen des Problems in der alten

Form allein dadurch schon nicht mehr gelänge: Es entsteht „Veränderung", ein Unterschied der einen Unterschied macht!

Ein Beispiel: Das Bettnässen

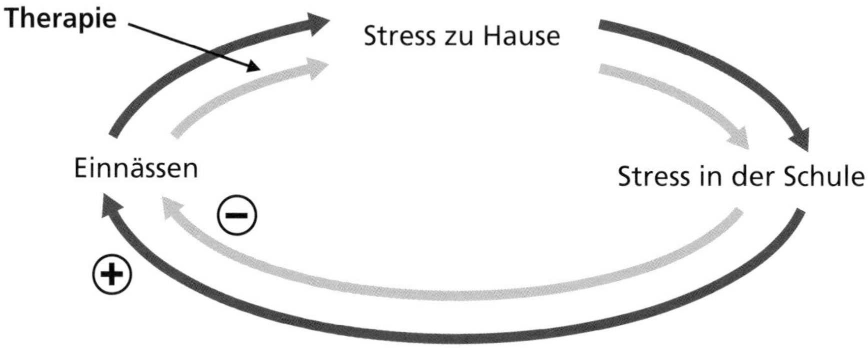

Abbildung 2: Vom Problem- zum Lösungssystem

Aus einem Problemsystem wird immer mehr ein Lösungssystem. Es sind die gleichen Menschen beteiligt, sie schauen aber plötzlich in eine andere Richtung: Weg vom Problem, hin zur Lösung. Es entsteht die Vorstellung, dass es eine Lösung geben kann.

Übrigens:
Das Problem an sich ist auch schon eine versuchte Lösung!

2. Lösungsorientiert
In Anlehnung an Milton Erickson kennt der Klient seine Lösung, weiß aber noch nicht, dass er sie kennt. Er benötigt also Unterstützung beim Finden seines individuellen und zu seinem System passenden Lösungsansatzes.
Das Denken des Behandelnden ist daher von viel Respekt für den Klienten und für dessen bisherige Lösungen geprägt.
Familien z. B. haben aus ihrer Wahrnehmung heraus Probleme beobachtet und ausgehend von ihrem Kontext Lösungen geschaffen. Diese haben dazu geführt, dass ein Mitglied des Systems es nicht mehr aushält und mit seinem Symptom deutlich macht, dass die gefundene Lösung nicht für alle befriedigend ist (Watzlawick, 1999).

Ein Anliegen von systemischer Therapie ist es, den Wahrnehmungskontext des Systems zu erweitern bzw. den Fokus der Wahrnehmung so zu verändern, dass andere Lösungen möglich werden.
Die Patienten erweitern dadurch ihren „Fächer der Möglichkeiten" und können kreativer als bisher mit dem Problem umgehen.

In der Praxis bedeutet das, unter Einbeziehung bisheriger Lösungsansätze sowie Ressourcen, weitere Schritte zu fokussieren, die in die Richtung eines definierten Zieles führen werden (Vogt-Hillmann et al., 1999).

3. Ressourcenorientiert

Aus der Ressourcenorientierung ergibt sich ein weiterer Auftrag der systemischen Therapie: Systeme dazu einzuladen, ihre Ressourcen neu zu entdecken oder kennenzulernen. Der Therapeut oder Berater und das Klientensystem begeben sich auf eine gemeinsame Suche nach Ressourcen und Lösungen.
Der Therapeut will seine Klienten zu Experten in Sachen Problemlösungen machen. Dazu brauchen diese Fähigkeiten, die sie schon gekannt, schon wieder vergessen oder noch nie registriert haben.

> *Wenn eine Mutter mit ihrem Kind zu Ihnen kommt, weil es ein „psychisches" Problem hat, dann will sie von Ihnen eine Lösung. Und Sie wollen, dass sie eine Lösung findet, und zwar eine andere als die bisherige. Die Mutter möchte, dass Sie Experte sind, Sie wollen, dass sie Expertin wird. Sie sind Experte im Machen von Experten, und genau das möchte die Mutter. Sie möchte von Ihnen zur Expertin gemacht werden. Aber sie weiß es noch nicht.*

Für den Behandelnden gibt es also die Aufgabe, den Fokus der Klienten nicht auf ihren Defiziten ruhen zu lassen, sondern ihn in Richtung eigener Ressourcen zu lenken (Durrant, 1996).

Letztendlich wird der Fokus nur neu ausgerichtet und dahin gelenkt, wo neue Möglichkeiten entstehen können. *Aus diesen Möglichkeiten entstehen Lösungen.*

4. Konstruktivistisch

Konstruktivistische Aspekte ergeben sich nach dem radikalen Konstruktivismus nach von Glasersfeld aus der Eigentümlichkeit der Wahrnehmung. Der Beobachter kann nur auf dem Hintergrund des eigenen Kontextes wahrnehmen. Das hat weitgehende Konsequenzen für den therapeutischen Prozess. Alles, was wir beobachten, beobachten wir auf der Basis unserer bisherigen Erfahrungen.
Die anderen beobachten das Gleiche, aber auf der Basis ihrer eigenen Erfahrungen, die zwangsläufig nicht die gleichen wie unsere sein können. Daher beobachten zwar alle das Gleiche, sehen aber etwas Unterschiedliches.

Daher hat der Klient mit dem, was er schildert und berichtet, immer Recht, obwohl es genau das Gegenteil von dem sein kann, was der Behandelnde oder Berater gerade wahrnimmt und einschätzt. Dieser hat aber auch Recht.
Es nützt daher wenig, wenn beide Beobachter den jeweils anderen von der Richtigkeit der eigenen Beobachtung zu überzeugen versuchen.
Aus dem gleichen Grund sind übrigens aus unserer Sicht Deutungen nicht unproblematisch, weil der „Deuter" letztendlich nur die eigene Erfahrungswelt zur Verfügung hat und nicht die seines Gegenübers. Eine Deutung ist nur dann von Nutzen, wenn sie dem Adressaten der Deutung eine neue Sichtweise anbietet und somit dessen Beobachtungsspektrum erweitert.
Es macht aus dem gleichen Grunde auch wenig Sinn, „Ratschläge" oder „Tipps" zu geben, weil wir nie wissen können, ob diese zu dem Kontext des Klienten passen. Der Klient wird entscheiden, ob der Tipp sinnvoll war oder nicht. Meistens sind diese Ratschläge nur sehr vorübergehend von Erfolg gekrönt.

Zusammenfassend geht es bei der Psychotherapie – also auch in der Schatzkiste – darum, dem Klienten Mittel zur Verfügung zu stellen, mit denen er seinen Fokus verändern kann.

Die verschiedenen Ansätze zur Konstruktion von Lösungen, basierend auf einer systemischen und familientherapeutischen Grundlage, werden hier in Form von praxisnahen und leicht umsetzbaren Techniken dargelegt.

Lösungen sind Schätze, von denen man nicht weiß, dass man sie hat. Aber man hat sie!

1.4 Lassen Sie sich vom Symptom nicht beirren

Die Mediziner sind darauf geeicht, Symptome wahrzunehmen, in Verbindung zu bringen mit den Ergebnissen von Untersuchungen bzw. von Laborbefunden, differential-diagnostische Überlegungen anzustellen und sich dann für eine bestimmte Therapie zu entscheiden.
Dem Berater oder Therapeuten werden Probleme geschildert und er stellt Hypothesen auf, woraus Therapiestrategien entwickelt werden. Er hat womöglich gelernt, dass bestimmte Symptome oder Krankheitsbilder nur bei bestimmten Familienkonstellationen vorkommen.

In beiden Fällen machen diese Überlegungen zwar Sinn, aber sie lassen den aktuellen Kontext des Symptoms außer Acht. Folgende Fragen ergänzen das Spektrum kontextorientiert.

Was bedeutet das Symptom für den Betroffenen?

Was bedeutet das Symptom für sein Umfeld?

Wer hat etwas davon?

Wer leidet am meisten darunter?

Welche Abläufe ändern sich durch das Symptom?

Welche Auswirkungen hat das Symptom auf die familiären Beziehungen?

Wie sind die Systemangehörigen am Zustandekommen oder Aufrechterhalten des Symptoms beteiligt?

Ein Symptom bekommt seine Bedeutung durch seinen Kontext.

Ein Beispiel:
Johannes und Michael werden von ihren jeweiligen Müttern wegen Einnässens vorgestellt. Die Mutter von Johannes ist am Boden zerstört und steht unter dem Druck, das Problem schnellstmöglich beseitigen zu wollen.
Die Mutter von Michael hat nicht wirklich ein Problem, hat aber festgestellt, dass Michaels Schwester, drei Jahre jünger, schon längst trocken ist. Sie möchte nur nicht den Fehler machen, zu lange gewartet zu haben.
Das Einnässen von Johannes in seiner sehr ordnungsliebenden Familie hat eine ganz andere Bedeutung als das gleiche Einnässen von Michael in seiner eher unbekümmerten Familie.

Das hat weitgehende Konsequenzen für die Behandlung: Das Einnässen von Johannes wird ganz anders behandelt werden müssen, als das Einnässen von Michael, weil der Leidensdruck in beiden Familien sehr unterschiedlich ist.

Hinzu kommt, dass kein einzelnes kinder- und jugendpsychiatrisches bzw. kinder- und jugendpsychosomatisches Symptom Rückschlüsse auf eine bestimmte Diagnose erlaubt. Jedes Symptom kann praktisch alles bedeuten. Das bedeutet wiederum, dass auch die Diagnose vom Kontext abhängig ist.
Ein Bauchschmerz um den Bauchnabel herum kann sowohl Über- als auch Unterforderung bedeuten, kann ein Hinweis auf ein traumatisches Erlebnis sein, kann ein Zeichen von Langeweile sein, kann auf Verstopfung hinweisen, kann auf eine Eheproblematik der Eltern hinweisen usw.

Das Symptom bzw. das Problem ist daher nichts anderes als eine Einladung, einerseits genauer hinzuschauen, andererseits eine Lösung zu finden.

1.5 Die hohe Kunst des Fragens

Ohne Fragen gibt es keine Antworten. Ohne Fragen gibt es auch keinen Auftrag. Am Anfang eines jeden Arzt-/Patientenkontaktes steht: *„Was kann ich für Sie tun?"* Das ist eine eher unverfängliche Frage, die es aber in sich hat. Sie lautet so ähnlich wie: *„Womit kann ich dienen?"* Sie erinnert an die früheste Geschichte der Heilkunst. Der Kundige in Sachen „Heilen" war Diener des Klienten. Mit dieser Frage macht man sich zum Dienenden, zum Helfenden. Im Sinne dieses Buches übersetzt, heißt die Frage: *„Wie kann ich Sie daran erinnern, dass Sie der Experte sind? Was kann ich tun, damit Sie wieder wissen, wie es weitergeht?"*

Das Fragen ist daher, was seine Wirkung betrifft, nicht zu unterschätzen. Die Frage ist Teil der Therapie.
Sinn und Zweck des Fragens ist, die Gedanken des Gegenübers in Richtung Lösung zu fokussieren. Steve de Shazer, der Begründer der Kurzzeittherapie, hat Therapien abgeschlossen, indem er nur Fragen gestellt hat (1989). Auch wenn sich das in seiner Reinkultur mit dem europäischen Denken nicht gänzlich in Einklang bringen lässt, macht es deutlich, dass das Fragen wirksam ist.

Die Erfahrung jedoch hat gezeigt, dass einige Regeln gerade beim Fragen beachtet werden müssen.

1.5.1 Fangen mit dem Fragen die Beratung und das Abenteuer an?

Viele Kollegen betrachten es als Ausdruck von Expertentum, viele und schlaue Fragen zu stellen. Die meisten Fragen, die im medizinischen oder therapeutischen Umfeld gestellt werden, sind Fragen, die darauf aus sind, Wissenslücken zu schließen: Ich frage, um mehr zu wissen, um eine genaue Symptomschilderung zu bekommen, um einen Krankheitsverlauf einschätzen zu können usw.

Wenn man lösungs- und ressourcenorientiert und konstruktivistisch arbeitet, will man sich aber faszinieren lassen von dem, wie Menschen mit Problemen umgehen. Aus der Frage müssen Interesse, Neugierde und Spannung sprechen.

Andererseits muss die Frage auch verdeutlichen, dass der Klient aktiv an der Gestaltung seines Problems beteiligt ist. Ein Problem kommt in den seltensten Fällen aus heiterem Himmel!

Mit dem Fragen fängt das gemeinsame Abenteuer der Lösungssuche an!

1.5.2 Die Eigenschaften einer guten Frage

– *Eine gute Frage erzeugt Schweigen und Nachdenken.*

Eine Frage, die sofort beantwortet wird, hat nicht dazu geführt, dass beim Gegenüber ein Nachdenken über die Frage in Gang gesetzt wurde. Es bedeutet eher, dass es eine Frage war, die schon mehrfach von dem Klienten beantwortet wurde, oder eine Frage, die „nur“ weitere Wissenslücken mit bereits bekannten nüchternen Fakten schließen wollte.

Eine gute Frage „verstört heilsam“ (Ludewig, 2005). Das heißt, sie ist überraschend, ungewohnt und ermöglicht eine andere als die bisherige Sichtweise. Sie muss neue Perspektiven eröffnen bzw. den Kontext des Klienten erweitern.

Ein Beispiel:

How do you do the problem? Wie läuft das mit dem Problem genau bei Ihnen ab? Wer macht wann was?

Der Klient wird eingeladen, jeden einzelnen Schritt im Entstehen seines Problems nachzuvollziehen (de Shazer, 1997).
Wer macht wann was?
Wenn ein Kind seine so- und sovielte Wutattacke bekommt, macht es Sinn, die Zeit davor zu erfragen:

„Wer hat was wie oder wann gesagt, wer hat wie darauf reagiert, wer kam dann als Nächster, was machte das Kind gerade, was machte der Papa in diesem Moment, was machte die Mama in diesem Moment?“

So entsteht ein Bild des Geschehens, und das führt oft dazu, dass die Klienten anfangen zu schmunzeln, weil sie plötzlich erkennen, dass die Probleme immer wieder wie nach einem bestimmten Drehbuch ablaufen.
Allein das Fragen hat daher schon weitergebracht!

Oder: Die Frage lädt ein zu erzählen, wie man bisher mit dem Problem überhaupt klargekommen ist, d. h., wie sich die Schwierigkeiten auf die Lebenssituation der Familie ausgewirkt haben und was bisher dagegen unternommen wurde.

Noch ein Beispiel:

Ein Vater stellte seinen fünfeinhalbjährigen Sohn vor, dessen Symptome – starke Impulsivität, große motorische Unruhe und Konzentrationsmangel – auf eine Aufmerksamkeitsstörung hinzuweisen schienen. Er berichtete, dass die Familie aufgrund der Probleme bisher einfach alle „Großveranstaltungen“ gemieden habe und man deswegen mit der Frage nach weiterer Unterstützung sehr zurückhaltend umgegangen sei.

Unsere nächste Frage: ***„Wie genau machen Sie das (mit dem) Problem?"*** wurde folgendermaßen weiter erläutert:

„Wir vermeiden einfach alle Großveranstaltungen!"

Danach gefragt, was denn Großveranstaltungen für sie bedeuten würden, antworteten die Eltern:

„Alle Veranstaltungen, an denen mehr als zwei zusätzliche Personen teilnehmen als unsere Familie groß ist. Wenn also Besuch zu uns kommt oder wir eingeladen sind, muss es sehr überschaubar bleiben – sonst ist die Situation nicht tragbar."

Durch die Schilderung, wie mit dem Problem umgegangen wurde, wurden sich die Eltern ihrer zunehmenden sozialen Isolation bewusst und konnten zustimmen, dass die anstehende Einschulung natürlich auch eine tägliche „Großveranstaltung" sein würde.
Die Notwendigkeit der Einleitung weiterer Maßnahmen war anschließend kein Diskussionspunkt mehr.

- *Die Frage erzeugt Nicht-Wissen: Die wichtigste Aufgabe des Therapeuten ist es, nicht zu schnell zu verstehen.*

Patienten fühlen sich vermeintlich gut aufgehoben, wenn jemand versteht was sie meinen. Sich-gut-aufgehoben-fühlen bedeutet oft, sich zurückzulehnen, zufrieden zu sein. Alles das sind wichtige Voraussetzungen für eine gute Therapie.
Allerdings muss auch eine gewisse Spannung vorhanden sein. Der Klient muss in die Lage versetzt werden, neue eigene Ideen zu entwickeln. Das tut er nicht, wenn er sich nur zurücklehnt.
Daher muss der Therapeut auf beides achten: Einerseits muss der Klient das Gefühl haben, bei ihm gut aufgehoben zu sein. Das äußert er durch Respekt vor den bisherigen Versuchen, für das Problem eine Lösung zu erzielen, durch Sich-Faszinieren-Lassen von den Lebensgeschichten und durch Bewunderung für die Kraft, wodurch die Menschen Probleme ausgehalten haben.
Das alles beinhaltet aber auch, dass man als Therapeut verstehen möchte, wie Probleme immer wieder entstehen. Damit sind nicht die frühkindlichen Erfahrungen bzw. Verdrängungen oder die Abwehrmechanismen gemeint, sondern: Wie läuft ein Problem konkret und was macht es für einen Sinn?
Es ist für den Klienten wichtig, dass der Therapeut zunächst einmal nicht allzu viel versteht, denn das Nichtverstehen des Therapeuten führt dazu, dass Klienten ihre Gedanken und ihr Handeln ordnen müssen sowie ein Gespür dafür bekommen, wie und in welchem Kontext ihr Problem entsteht.

- *Eine gute Frage verdient eine noch bessere Antwort.*

Beim Supervidieren von Therapien fällt immer wieder auf, wie viele gute Fragen unbeantwortet bleiben. Daher: Eine weitere wichtige Aufgabe des Therapeuten ist es, darauf zu achten, dass seine Fragen beantwortet werden. Viele Klienten sind durch die jahrelange Übung meisterlich darin, so zu tun, als ob sie die Fragen beantworten: Sie haben vieles erzählt, aber nicht die Frage beantwortet. Da die Frage dazu dient, den Klienten weiterzubringen, ist es die Pflicht des Therapeuten, darauf zu achten, dass sie beantwortet wird. Sonst führt eine Frage dazu, dass sie Teil der bisherigen Problemlösung des Klienten wird und nicht zu einer neuen Lösung führt, geschweige denn sein Handlungsspektrum erweitert.

– *Um Erlaubnis bitten, fragen zu dürfen.*

Manche Fragen wirken etwas nahe, etwas persönlich, ungewöhnlich, befremdend usw. Um den Klienten nicht zu erschrecken, empfiehlt es sich – bevor Sie ihn mit einer solchen Frage überfallen – um Erlaubnis zu bitten, sie stellen zu dürfen. Die Intervention des „Um-Erlaubnis-Bittens" steigert die Verbindlichkeit im therapeutischen Geschehen und führt dazu, dass der Klient sich ernstgenommen fühlt. Und es ist auch ein wenig „verstörend" gefragt zu werden und erzeugt darüber hinaus eine „Ja-Haltung" (s. Seite 56), und außerdem hat es bisher niemand abgelehnt, diese Frage gestellt zu bekommen.

1.5.3 Die wichtigsten Arten von Fragen

Es gibt einige grundsätzliche Fragenkategorien, die im lösungsorientierten Ansatz wichtig sind:

a. Was-noch-Fragen

Die „Was-noch-Frage" dient der genaueren Nachfrage, um eine Situation noch besser verstehen, bzw. fokussieren zu können. Indem diese Frage wiederholt gestellt und darauf weiter geantwortet wird, entsteht vor allem beim Klienten ein klareres Bild des geschilderten Problems – manchmal birgt dieses dann sogar neue Erkenntnisse, die bei der Lösungssuche hilfreich sind.

Ein Beispiel:

Die achtjährige Lara kommt mit ihrer Mutter in die Sprechstunde, da sie seit längerem einkotet. Das Mädchen ist eine gute Schülerin, besucht die zweite Grundschulklasse und begeistert sich beim Thema Tanzen und Ballett. Das Einkoten ist ihr sichtlich peinlich, alle Fragen in diesem Zusammenhang werden sehr knapp und mit großer Zurückhaltung beantwortet.

Ein Versuch, sie nach den Mahlzeiten regelmäßig für eine Viertelstunde auf die Toilette zu schicken, war bereits gescheitert. Lara gab an, sich dort nicht wohlzufühlen.

„Erklär mir doch mal, was genau du da auf der Toilette nicht magst?"

Lara erzählt, dass es dort ziemlich kalt ist.

„Was noch?"

Lara ergänzt, dass es ihr auch unheimlich ist, weil die Deckenlampe nur ganz schwach leuchtet.

„Was noch?"

Lara berichtet weiter, wie unangenehm es sei, dass man die Tür zu dieser (Gäste-)Toilette nicht abschließen könne und sie immer in Sorge sei, dass plötzlich jemand hineinkäme.

„Was noch?"

Lara beschreibt, dass es dort oft auch nicht sehr gut riechen würde.

„Was noch?"

Während Lara weiter nachdenkt, schaltet sich die Mutter, die bisher nur schweigend daneben gesessen hat, in das Gespräch ein. Sie macht den Vorschlag, dass ihre Tochter doch stattdessen das Bad der Eltern im ersten Stock benutzen könnte, das warm und renoviert sei …

Beim nächsten Termin einige Wochen später bestätigt eine strahlende Lara stolz, dass die Idee der Mutter ganz toll gewesen sei und sie fast an allen Tagen kein Problem mehr gehabt habe.

b. Skalierungsfragen

Im Teil „Allgemeine Interventionen" kommen wir ausführlich auf die Fragetechnik des Skalierens zurück (s. S. 50).

c. Bewältigungsfragen

Bewältigungs- oder Coping-Fragen werden gestellt, um einerseits Bewunderung darüber zum Ausdruck zu bringen, dass jemand eine tolle Leistung vollbracht hat. Andererseits geht es dem Fragenden auch darum, den Klienten dahin zu bringen zu registrieren, wie er das geschafft hat. Einige Beispiele:

- *„Wie haben Sie das bloß geschafft, das so lange auszuhalten?"*
- *„Wie haben Sie es trotzdem hingekriegt, Ihren Abschluss zu machen?"*
- *„Wenn Sie sich jetzt bei 4 einstufen, was haben Sie gemacht, um von 1 auf 4 zu kommen?" (siehe Skalieren, Seite 50)*

Mit diesen Fragen ruft man die Fähigkeiten-Seite des Klienten ab und unterstellt gleichzeitig, dass der Klient diese Fähigkeiten bei der Bewältigung schon erfolgreich eingesetzt hat. Die Frage zeugt von Respekt und Anerkennung.

d. Fragen nach Ausnahmen (Siehe auch Seite 47)

Es kommt selten vor, dass ein Problem immer da ist. Daher interessiert es sehr, ob es Zeiten gab, in denen das Problem nicht vorhanden war, und wie der Klient es geschafft hat, das Problem nicht auftreten zu lassen. Allerdings ist es wichtig, es dem Klienten nicht zu einfach zu machen. Wenn er die Frage mit „ja" oder „nein" beantworten kann, ist das Gespräch oft schnell beendet. Daher empfiehlt es sich, so zu fragen:

„Erzählen Sie mir doch bitte mal von den Tagen (Situationen), wo es nicht so war!"

Damit suggeriert man, dass es diese Tage gab, und man lädt den Klienten dazu ein, darüber nachzudenken.

e. Die Wofür-ist-das-gut-Frage oder „Was-macht-das-für-einen-Sinn"-Frage

Mit der Frage „Wofür ist das gut?" oder „Was macht das für einen Sinn?" unterstellt man, dass jedes Verhalten Sinn machen muss, sonst würde man es nicht zeigen. Sie soll dazu führen, dass der Klient sein bislang selbstverständliches oder vermeintlich automatisches Handeln noch einmal betrachtet und er dadurch Bedingungen für Veränderung schafft.
Es findet eine Verschiebung seines Fokus' statt von *„Es war immer so!"* zu *„Ja, wieso eigentlich?"*.

f. Mitten-drin-Fragen

Diese Fragen werden spontan aus der Beobachterrolle heraus gestellt und laden alle Beteiligten ein, in einer bestimmten Situation noch einmal genauer hinzuschauen:
„Machen Sie das immer so?" oder *„Wer ist denn hier der Chef?"*.
Eine solche Frage mitten in einem Familiengespräch löst meist Verwirrung oder Schmunzeln aus, macht nachdenklich und liefert gegebenenfalls noch weitere Gesprächsthemen.

Eine Besonderheit gestaltet sich, wenn man fragend Beobachtetes aufgreift: *„Entschuldigung, darf ich mal kurz schildern, was ich gerade sehe?"* Wichtig ist dabei, die Beteiligten nicht vorzuführen, sondern sehr respektvoll und interessiert aufzugreifen was man gerade gesehen hat, damit alle mitgehen und eigene Abläufe verinnerlichen und kritisch betrachten können.

1.5.4 Die Kraft des Konjunktivs

Als Experte im klassischen Sinn ist man sehr geneigt sich des Indikativs zu bedienen: „Bestimmte Sachen sind eben so.“ Oder: „Sie haben Ihr Problem, weil …“

Damit bieten wir den Klienten zwar eine Erklärung für ihre Probleme, allerdings erklären wir das Problem auf dem Hintergrund unseres Wissens. Dabei ist es wahrscheinlich, dass unser Wissenskontext nicht mit dem Problemkontext des Klienten übereinstimmt.

Deshalb empfehlen wir, anstatt des Indikativs den Konjunktiv zu benutzen:

„Könnte es sein, dass …?“

oder:

„Es mag sein, dass ich mich vertue, aber könnte es sein, dass …!“

Der Konjunktiv ermöglicht es dem Klienten, darüber nachzudenken, ob das Gesagte zu seinem Kontext passt oder nicht. Er ermöglicht eine Erweiterung des Denkspektrums und kann somit wiederum zu neuen Lösungen führen. Eine Indikativstellungnahme dagegen lässt keine Diskussion mehr zu und bestätigt den Therapeuten nur als Experten im herkömmlichen Sinn.

1.5.5 Darf ich Sie provozieren? Höflichkeit schadet nie!

Egal was Sie tun, fragen Sie um Erlaubnis! Der Klient meint es – meistens – gut mit Ihnen, weil Sie es gut mit ihm meinen. Er wird nur ganz selten „nein“ sagen.

Im weiteren Verlauf des Buches und bei der Beschreibung einzelner Interventionen kommen wir des Öfteren auf diesen Hinweis zurück. Klienten fühlen sich respektiert, und Sie stellen durch die – überraschende – Höflichkeit Verbindlichkeit her.

1.5.6 Ein Beispiel zum Schmunzeln: Warum darf der das? Oder: Die Kraft des Fragens in der Sauna

Es geschah vor einigen Jahren in einer Sauna. Irgendwo mitten in Deutschland, inmitten einer Schar älterer Herrschaften schwitzte ein Teppichhändler, der mich (F. Caby) ansprach und schnell herausbekam, was ich beruflich mache.

Es erging daraufhin ein Wortschwall über mich, in dem er mir von seinem jüngsten Sohn erzählte, der nicht wollte, so wie er das wollte.
Der Älteste studiert, hilft im Geschäft und ist sich nicht zu schade, mehrfach täglich Teppiche hin- und herzuschleppen. Der Jüngste aber kommt nach Hause wann er möchte, schert sich in keiner Weise um das Teppichgeschäft und interessiert sich überhaupt nicht für die Schule.

Ich hörte bereits die Frage, bevor sie überhaupt gestellt war: *„Was kann ich tun?"* Weil ein Therapiegespräch in der Sauna nicht wirklich vorstellbar schien und auch nicht das war, was ich machen wollte, folgte meine Frage:

„Warum darf der das?"

Das löste eine neue Litanei von Beispielen des unmöglichen Verhaltens des Jüngsten aus, die ich allerdings mit der gleichen Frage quittierte:

„Warum darf der das?"

Als die Sanduhr abgelaufen war, bedankte er sich und verließ nachdenklich die Sauna.

Ein Jahr später in der Sauna an gleicher Stelle: Ich saß allein da und schwitzte vor mich hin. Da öffnete sich die Saunatür, und herein kam der Teppichhändler. Er erkannte mich sofort. Ob ich denn noch wisse …?

Ich antwortete: *„Ja klar. Wie geht es Ihrem Jüngsten denn?"*
„Es ist alles wunderbar". Nach dem kurzen Gespräch vor einem Jahr habe er sich gefragt: Ja, warum darf der das denn eigentlich? Er habe das – für mich völlig überraschend – mit seiner Frau besprochen und seitdem dürfe der Sohn das alles nicht mehr, und seitdem tue er das alles auch nicht mehr. Er sei so froh!

Um eine lange Geschichte kurz zu machen:
Ein weiteres Jahr später trifft man sich – fast wie verabredet – erneut in der Sauna. Es gehe der Familie gut!

Was lehrt uns diese Geschichte?

Fragen ist oft mehr als Sagen. Eine Frage erfüllt immer zwei Funktionen und verbindet immer mindestens zwei Menschen miteinander:

1. Derjenige, der fragt, ist neugierig, interessiert sich und will mehr wissen.
2. Der Befragte hat etwas gesagt, was interessant genug ist, bei dem anderen weitere Fragen auszulösen.
3. Dieser muss nun überlegen, ob er eine weitere Frage stellt oder nicht. Ein Dialog ist so oder so entstanden.

1.5.7 Zusammenfassung: Wann ist eine Frage eine gute Frage?

- Wenn sie **nicht sofort beantwortet** werden kann.
- Wenn sie Gedanken auslöst, die sich der Befragte bis dahin nicht gemacht hat, und er somit Zeit braucht, um sich **mit neuen Gedanken** auseinanderzusetzen. Fragen, die – wie aus der Pistole geschossen – beantwortet werden, haben ihr Ziel verfehlt oder wurden beantwortet, ohne dass der Befragte sich Gedanken gemacht hat.
- Eine Frage sollte – erst recht im therapeutischen Kontext – **neue Perspektiven** eröffnen bzw. das Handlungsspektrum erweitern. In psychotherapeutischer Sprache ausgedrückt: Fragen müssen verstören.

Eine **Verstörung** ist ein Zustand veränderten Bewusstseins, der aus einer Kombination von Verwunderung – ausgelöst durch eine irgendwie geartete Veränderung – und der Eröffnung einer neuen Perspektive, neue Gedanken bzw. neue Lösungsmöglichkeiten zulässt.

In der Psychotherapie kommt es darauf an, sparsam, aber regelmäßig zu verstören, damit neue Lösungen möglich werden und sich entwickeln können.

Bei allem, was wir als systemisch, lösungsorientiert und ressourcenorientiert denkende Therapeuten tun oder nicht tun, fragen oder nicht fragen, müssen wir die Erweiterung des Handlungs- und Denkspektrums des Klienten im Auge haben. Es könnte dann nämlich sein, dass er selber auf die Lösung kommt!

Ein Beispiel eines Gespräches mit einer depressiven, leicht intelligenzgeminderten Klientin (Roeden, 2009):

Thea fühlt sich seit Wochen depressiv und liegt nur noch auf der Coach herum. Um ein klares Ziel zu erarbeiten, findet folgender Dialog statt:

„Wie würdest du dich selbst beschreiben, wenn du einen richtig guten Tag hast?"

„Ich wäre lustig und aktiv."

„Woran könnte ich das merken?"

„Ich lache dann mehr, ich bin aktiver."

„Woran könnte ich merken, dass du aktiver bist?"

„Ich würde Karten gestalten, um sie an Leuten zu verschicken." (zeigt welche)

„Oh, das sind kleine Kunstwerke! Was machst du noch, wenn es dir besser geht?"

„Dann würde ich aufräumen und mir etwas zu essen machen."

„Toll! Wie machst du das?"

„Zusammen mit meinem Betreuer."

„Und wie geht das?"

„Schritt für Schritt."

„Was könnte der erste kleine Schritt sein?"

„Ich würde nicht mehr auf der Couch sitzen und fernsehen."

„Wie würdest du dann wieder in Gang kommen?"

„Erst mal frische Luft holen …"

„Und wie geht das?"

„Mit meinem Hund Daisy spazieren gehen!"

„Oh, dann fühlst du dich verantwortlich?"

„Ja, das würde Daisy sehr glücklich machen."

„Und wie hilft dir das?"

„Sie hilft mir das zu schaffen!"

„Da hast du dir einen guten Kumpel zugelegt! Was hilft noch?"

usw.

1.6 Kein Anschluss unter dieser Nummer oder: Die Kunst, den Anschluss doch zu bekommen

1.6.1 Rapport und Anschlussfähigkeit

Mrochen und Bierbaum-Luttermann (2007) definieren den „Rapport" im Therapie- und Beratungsansatz als eine Arbeitsbeziehung, wobei der Kontakt und die Kontaktgestaltung als wesentliche Wirkfaktoren in der Psychotherapie gelten.

Wir verwenden bei der Beschreibung von angemessener Kontaktaufnahme und -gestaltung gerne den Begriff der „Anschlussfähigkeit".
Beziehungsarbeit mit Kindern und Jugendlichen stellt eine besondere Herausforderung dar, aber auch im Umgang mit Erwachsenen ist es nicht immer einfach, Anschlussfähigkeit zu zeigen.

Anschluss hat etwas mit dem Setting, mit der Sprache, mit den Inhalten und mit der Körperhaltung zu tun.

1.6.2 Das Setting

Dass das Setting großen Einfluss auf die therapeutische Beziehung haben kann, dürfte relativ klar sein. Die Probleme, um die es hier geht, lassen sich kaum zwischen Tür und Angel, etwa im Wartezimmer erledigen. Es braucht ein bisschen mehr als einige Minuten, um überhaupt Bedingungen zu schaffen, unter denen es dem Klienten ermöglicht wird, sein Problem mit dem Therapeuten zu teilen.
Es darf nicht vergessen werden, dass der Klient nicht weiß, dass der Therapeut lösungs- und ressourcenorientiert denkt und dass dieser sich nicht für den Experten hält, sondern dafür sorgen möchte, dass der Klient zum Experten wird.
Der Klient geht meistens von einem Oben-/Unten-Verhältnis aus: Der Arzt/Therapeut weiß Bescheid und ist ganz oben in seiner Werteskala, der Klient empfindet sich als ganz unten. Daher ist es sehr wichtig, darauf zu achten, wo das Gespräch stattfindet, wer daran teilnimmt und wie viel Zeit zur Verfügung steht.

Gleichzeitig können bestimmte Elemente wie entspannende, einladende Sitzmöbel, aber auch ein paar Gegenstände auf dem Tisch als weitere „Türöffner" dienen. Ein Noppenball lädt zum In-die-Hand-nehmen ein, zum Zusammendrücken und Druck ablassen. Eine Schneekugel kann daran erinnern, dass man

selbst schon einmal eine solche hatte. Schüttelt man sie, verändert man das Bild ins Undurchdringliche bis es schließlich wieder klarer wird.
Eine bunte Murmel lässt vielleicht die Erinnerung an die Kindheit wachwerden, der Klient beginnt zu erzählen …

1.6.3 Wann reden wir mit wem worüber?

In der Behandlung von Kindern und Jugendlichen stellt sich immer die Frage, wann wer hinzugezogen wird.
Wenn Eltern über das Verhalten ihrer Tochter oder ihres Sohnes reden wollen, tun sie das oft ungern in deren Anwesenheit. Daher gilt es im Vorfeld zu klären ob ein Zunächst-wir-alleine-Gespräch helfen kann, um die möglicherweise für das Kind belastenden Informationen auszutauschen. Im Anschluss daran könnte man gemeinsam überlegen, welche Lösungsideen bereits probiert wurden und hilfreich waren.
Wenn Eltern mit Problemen ihrer Kinder zu uns kommen, geraten wir auch manchmal in die Versuchung, gleich einen Paar- oder Elternkonflikt zu vermuten.
Wenn wir das thematisieren möchten, sollten wir nicht vergessen, dass das nicht der ursprüngliche Auftrag war: Eltern kommen, weil sie sich um ihre Kinder Sorgen machen und nicht, weil sie ein Paarproblem haben.
Wenn doch die Paarebene angesprochen werden sollte, dann nur mit der Erlaubnis aller Beteiligten (siehe oben). Wenn wir das übersehen, laufen wir Gefahr, die Grenzen der Eltern zu überschreiten, und uns droht, sie zu verlieren (siehe S. 210).
Da das System meist aus mehr Beteiligten besteht, als denen, die im Erstgespräch anwesend sind, sollte zumindest die Möglichkeit angekündigt werden, dass es wichtig sein könnte, auch diese zum Gespräch einzuladen. Das sind Geschwister, Großeltern, Freunde, Lehrer, usw. Die Reaktion auf diese Ankündigung bietet oft schon tiefe Einblicke. Vor allem ist es auch hier wichtig, behutsam vorzugehen und die Beteiligten mitzunehmen, statt die Anwesenheit zu verordnen.
Das könnte so aussehen: *„Falls es erforderlich sein sollte, Person X oder Y zu einem der nächsten Termine einzuladen, wären Sie / wärst du damit einverstanden?"*

1.6.4 Die Sprache hat gleich mehrere Wirkfaktoren

Neben den Inhalten spielen noch andere Faktoren eine Rolle beim Sprechen. Zu beachten ist zum Beispiel, ob die Sprache altersangemessen ist.
Kinder verstehen die Erwachsenensprache selten (Delfos, 2004).
Und Jugendliche wollen nicht mehr als Kinder behandelt werden, sind aber noch keine Erwachsenen. Und auch Erwachsene bringen sehr unterschiedliche

Voraussetzungen mit. Für den Therapeuten ist es wichtig, die gesamte Klaviatur der altersspezifischen Töne zu spielen.
Wilson (2003) hat bereits darauf hingewiesen, dass die Erwachsenensprache in die Kindersprache übersetzt werden muss, damit sie verstanden wird.
Darüber hinaus finden sich in der einschlägigen Literatur viele Hinweise darauf, dass z. B. im familientherapeutischen Setting die Kinder oft vergessen werden.

Die Stimme an sich ist ein sehr feines Instrument, das man beherrschen sollte. Mit der Stimme erzeugen wir „Stimmung"! Und es ist durchaus legitim, dieses Stimmung-Machen zum Zweck der Anschlussfähigkeit einzusetzen. Auch die Geschwindigkeit und die Lautstärke der Sprache haben Einfluss darauf.
Nicht zuletzt kann es sehr wichtig sein, die Wortwahl Ihres Klienten oder Patienten zu übernehmen bzw. ihn gelegentlich mit seiner Wortwahl zu provozieren.
Auch hier gilt allerdings: Vorher um Erlaubnis dazu bitten!

1.6.5 Die Körperhaltung

Anschlussfähigkeit kann man auch über die Körperhaltung erreichen. So kann es sehr wichtig sein, mit einem Kind in der Spielecke auf dem Boden sitzend Kontakt aufzunehmen. Nur so können wir mit dem Kind „auf Augenhöhe" sprechen.
Im Gespräch kann es durchaus Sinn machen, über die Körperhaltung Anschluss zu suchen und zu finden. Manchmal fühlt der Klient sich dadurch provoziert, manchmal wird er dadurch wachgerüttelt.
Ein in sich zusammengesunkener Mann wird sehr wohl registrieren, dass der Therapeut die gleiche Körperhaltung eingenommen hat. Er wird sich wundern und schafft somit die Grundlage für Veränderung.
Auch Kinder reagieren sehr interessiert, wenn der Doktor sich plötzlich genauso benimmt wie sie selbst. Schon ist Rapport da!

1.6.6 Die Mimik

Mit unserer Gesichtsmuskulatur haben wir ein wunderbares Mittel zur Verfügung um zu kommunizieren. Die meisten Menschen schauen uns an, wenn wir mit ihnen sprechen. Sie überprüfen damit unsere Glaubwürdigkeit, Ernsthaftigkeit, Stimmigkeit.

Es ist über den Gesichtsausdruck andererseits schon des Öfteren gelungen Rapport herzustellen, wo das Wort nicht gereicht hat. Der Pantomime Samy Molcho hat dies eindrucksvoll gezeigt (Molcho, 2002).

Über den Gesichtsausdruck ist es sogar möglich, etwas anderes als das Gesagte zu kommunizieren. Im Gespräch mit Eltern kann man mimisch den Kontakt zu Kindern herstellen. Mit Jugendlichen ist es unter Umständen sogar sehr wichtig, die Mimik einzusetzen um das Gesagte zu betonen, oder um eine humorvolle Einlage zu liefern.

1.7 Tust du Gutes, tue es langsam, tust du Böses, tue es auf einmal

Manchmal muss man dem Klienten schmerzhafte Mitteilungen machen. Dann kommt es darauf an, eine Stimmung zu erzeugen, die es möglich macht, das zu sagen, was es zu sagen gibt. Gleichzeitig sollte möglichst wenig „falsche" Rücksicht genommen werden.
Eine portionierte schlechte Nachricht ist eine Quälerei, die darüber hinaus noch sehr viele Fragen offen lässt, weil die Klienten bzw. die Eltern spüren, dass noch nicht alles gesagt ist.

Beispiel:

Wenn man Eltern mitteilen muss, dass ihr Kind geistig behindert bzw. lernbehindert ist und die Eltern eine eher hohe Leistungserwartung mitbringen, trifft der Titel dieses Abschnitts erst recht zu.

Man kann dabei viele Fehler machen: Einerseits bringt es wenig, die schlechte Nachricht eiskalt zu servieren, aber andererseits bringt es auch nichts, Unklarheit dort bestehen zu lassen, wo schon lange Klarheit existiert.
Manchmal fühlt man sich genötigt Botschaften zu vermitteln wie *„Es kann ein Laborfehler sein ..."* oder *„Wir müssen weitere Untersuchungen abwarten ..."* oder *„Es ist so selten, dass es kaum sein kann ..."*.
Wenn objektive und unzweideutige Befunde vorliegen, macht es überhaupt keinen Sinn, die Wahrheit per Salami-Taktik zu servieren.
Wenn es z. B. um die Schulkarriere eines Kindes geht und absehbar ist, dass das Kind nie die Gymnasialreife erreichen wird, obwohl die Eltern sich nichts sehnlicher wünschen, ist es im Rahmen unserer Fürsorgepflicht sogar unverzichtbar, darauf hinzuweisen, dass es Probleme geben wird.
Genauso wichtig ist es, zur eigenen Absicherung, diese Mitteilung gut zu protokollieren.

Wenn im Laufe eines Therapie- oder Beratungsprozesses festgestellt wird, dass z. B. das Kindeswohl gefährdet sein könnte, ist es auch hier wichtig, kein Hehl daraus zu machen.
Bevor man das tut, empfiehlt es sich, andere Helfer aus dem System hinzuzuziehen, weil die Folgen einer solchen „Veröffentlichung" für alle Beteiligten

gravierend sind. Es ist daher wichtig fundiert einzuschätzen, was „Kindeswohl" in diesem Fall bedeutet.
Auch wenn unangenehme Entscheidungen mitgeteilt werden sollten, wie etwa eine Fremdunterbringung, nützt es wenig, um den heißen Brei herum zu reden. Es sollte nur gut erläutert werden, wie diese Entscheidung zu Stande gekommen ist. Vielleicht gelingt es sogar durch entsprechende Settings, wie z. B. Reflektierte Kommunikation (Caby, 2002), eine gemeinsame Entscheidung zu treffen, die von allen Beteiligten getragen werden kann.

Wenn aber gelobt werden soll, ist es wichtig dies sehr portioniert und über längere Zeit zu tun, weil man damit eine latent konstruktive Stimmung erzeugt: Es darf in diesem Zusammenhang auch gelobt werden!

1.8 Wann ist die Grenze erreicht? Oder: Rechtzeitig Größe zeigen und weiterverweisen

Manchmal gibt es trotz guter Ideen keine Lösung für das Problem, oder das Problem ist von vorneherein zu groß. Das könnte Thema für eine Supervision sein. Wenn diese nicht zur Verfügung steht muss man sich fragen, ob man so weitermachen soll wie bisher.

Die Ideen und Vorschläge in diesem Buch sind Hilfsmittel, um im jeweiligen Alltag weiterzukommen und psychische Probleme, die sich noch nicht gefestigt haben, zu lösen. Wenn die Interventionen nicht greifen, macht es keinen Sinn, mehr von dem zu machen, was schon einmal nicht funktioniert hat.
Das ist in den allermeisten Fällen eventuell eine Indikation dafür, eine umfassendere und qualifiziertere Psychodiagnostik bzw. eine qualifizierte Psychotherapie durchzuführen.

Um dies besser einzuschätzen, könnte Folgendes eine Hilfe sein: Jemand im sogenannten Problemsystem ist mit dem Problem so massiv überfordert, dass er es nicht mehr aushält. Wenn Interventionen trotz allem nicht dazu führen, dass der Druck von dem Betroffenen genommen wird, sollte spätestens dann weiterverwiesen oder über intensivere Maßnahmen, wie eine teil- oder vollstationäre Aufnahme, nachgedacht werden.

Manchmal reicht aber auch ein Therapeuten- oder Beraterwechsel. Der neue Therapeut/Berater hat zwangsläufig eine andere Sicht auf die Dinge. Das könnte ausreichen, um den entscheidenden Funken zu zünden. Das hat allerdings nicht unbedingt etwas mit einer besseren Qualifikation zu tun.

Wenn man als Berater oder Therapeut selbst das Gefühl hat, nicht weiterzukommen, dann sollte man nicht lange zaudern und schnellstens weiterverweisen!
Man tut weder sich selbst noch dem Klienten einen Gefallen, wenn man zögert, weil einem unter Druck nichts mehr einfällt und es, je gefestigter ein Problem wird, für den nachfolgenden Therapeuten immer schwerer wird, mit den Beteiligten an einer Lösung zu arbeiten.

Kapitel 2: Die Interventionen

1. Einführung

In diesem Teil werden einzelne Interventionen geschildert und im Hinblick auf ihren Sinn und ihre Anwendbarkeit erläutert.
Die Beschreibungen sind als eine Art „Anwendungsanleitung“ zu sehen.
Es sind Ideen, die vom Benutzer aufgegriffen und an die Bedürfnisse des jeweiligen Systems adaptiert werden können.

Dafür ist es gut, über den Alltag der Familien informiert zu sein, um sich z. B. Elemente aus dem Tagesablauf, Hobbys oder anderen Freizeitbeschäftigungen zunutze machen zu können und eine möglichst große Anschlussfähigkeit zu zeigen.

Einige Interventionen sind in Gruppen zusammengefasst, andere stehen für sich.
Wir haben versucht, die Beschreibungen möglichst prägnant und kurz zu halten und in einer Art Steckbrief von maximal ein bis drei Seiten pro Intervention das Wesentliche darzulegen.

Es werden jeweils aufgeführt:

Die **Idee**

die praktische Durchführung **(Methode)**

besondere **Tipps**

die **Indikation**

die **Kontraindikation** und

das geeignete **Setting**:

Familien- (FT), Einzel- (ET), Gruppen- (GT) oder Paartherapie (PT)

Viel Erfolg und viel Spaß beim Ausprobieren! Und wundern Sie sich nicht: Es wirkt!

2. Allgemeine Interventionen

2.1 Direkte Interventionen im Gespräch

Ressourcensuche / -aktivierung

Idee

Wie in der Einleitung zu diesem Buch geschildert, kommt es sehr darauf an, mit den Ressourcen von Klienten oder Patienten an deren eigenen Lösungen zu arbeiten.

Der Blick von einem eher defizit-orientierten, störungsspezifischen Denken hin zu einer von positiven Eigenschaften und Fähigkeiten geprägten Herangehensweise ist ungewohnt, stellt aber einen Ansatz dar, der aufgrund seiner Ausrichtung auf mögliche Lösungen sinnvoll erscheint (Hargens & Eberling, 2000).

Methode

Schemmel und Schaller (2003) haben auf den Stellenwert von Ressourcen in der psychotherapeutischen und psychosozialen Landschaft ausführlich hingewiesen. Sie betonen, dass der Blick auf Ressourcen weder neu noch einzigartig ist und in vielen Facetten bereits existiert.

Dennoch lohnt es sich, einige Methoden des Herausarbeitens von Ressourcen in verschiedenen Zusammenhängen näher zu betrachten, um sie gezielter im beruflichen Alltag, im Umgang mit Patienten, Klienten und Kunden einsetzen zu können.

Einige Beispiele:

a) Der Ressourcenstammbaum / das Ressourcengenogramm

Abgeleitet vom Genogramm, einem systemischen Instrument zur grafischen Darstellung der Familiengeschichte, kann man einen ressourcenorientierten Stammbaum erstellen, entweder gleich in der Gesprächsituation oder als Hausaufgabe mitgegeben (Andrecht & Geiken, 1999). Dabei interessieren nicht die Geburts- und Todesdaten, sondern vor allem die Fähigkeiten, die diese Menschen in ihrem beruflichen oder privaten Umfeld gezeigt haben.

Manchmal gibt es „Mythen" in Familien, von denen Klienten profitieren können. Der Haus- oder Kinderarzt weiß oft um diese Mythen und kann sie in der Beratung einsetzen. Manchmal macht es Sinn, einen Mythos zu erfinden:

„Die Meyers sind schon immer mutig gewesen!"

Aus dem Stammbaum ergeben sich viele weitere Fähigkeiten. Das Gefundene wird dann verbunden mit der Frage:

„Wo sind denn diese Fähigkeiten bei Ihnen/dir?"

Oder:

„Da du ja eine Nachfahrin deines Großvaters bist, müsste irgendwo in deinem Erbmaterial etwas von seinen Stärken versteckt sein. Hast du das schon mal gemerkt? Oder möchtest du mal ausprobieren, ob das stimmt?"

b) Das Ressourcenbarometer

Von den vielen Ressourcen, die entweder im Stammbaum auftauchen oder den Beteiligten sonst noch einfallen, oder die ein Klient oder Patient gerne hätte, sucht dieser sich eine aus und skaliert, wie er diese Fähigkeit zur Zeit einsetzt:

0 bedeutet: „gar nicht", 10 bedeutet: „immer".

Ein ängstliches Kind würde seine Fähigkeit „Mut" z. B. bei 2 einstufen. Die Frage ist dann:

„Was wirst du anders machen, wenn du bei 3 angekommen bist?"

Das, was der Betroffene dann schildert, kann bis zum nächsten Termin verordnet werden:

„Tue doch bitte mal so, als ob du bei 3 wärst!"

Damit werden Ressourcen aktiviert bzw. reaktiviert.

➲ **Tipp**

In der Arbeit mit Kindern lohnt es sich immer, den Eltern eine Beobachtungsaufgabe mitzugeben:

„Achten Sie bitte darauf, welche neuen Ressourcen Sie bei Ihrem Kind bis zum nächsten Termin entdecken?"

In der Arbeit mit Jugendlichen oder Erwachsenen kommt es eher darauf an, zur Selbstbeobachtung zu motivieren oder auch durch Beobachtung anderer herausfinden zu lassen, welche Ressourcen sie gesehen haben, die sie selbst gerne hätten.

Indikation

Die Suche nach und die Verankerung von Stärken und Fähigkeiten gehört zu den grundsätzlichen Techniken lösungs- und ressourcenorientierten Vorgehens, daher ist diese Methode bei allen denkbaren Problemen einsetzbar.

Kontraindikation

Menschen, die sich in einer depressiven Stimmungslage befinden, tun sich mit dieser Aufgabe oft schwer (siehe Seite 159). Unter Umständen ist es aber trotzdem einen Versuch wert!

Setting

ET; FT; GT; PT

Fragen nach Ausnahmen

Idee

Laut de Shazer (1998) bedingt der Begriff „Problem" den Begriff „Nicht-Problem". Im Raum dazwischen ergeben sich Möglichkeiten der Lösung.

Um die Therapiemotivation einerseits und die Ressourcenlage andererseits zu fördern, lohnt es sich daher, nach Ausnahmen vom Problem zu fragen, weil sie eine Ahnung von Lösung aufkommen lassen.

Die Frage nach Ausnahmen suggeriert, dass es Zeiten gibt, zu denen es dem Betroffenen gelingt, seine Fähigkeiten so einzusetzen, dass das Problem nicht da ist.

Methode

Die Klienten haben fast immer Ideen zu den **Ausnahmen vom Problem**. Durch diese andere Perspektive bekommen sie oft zum ersten Mal den Eindruck, dass zum Beispiel der Schmerz nicht das Normale ist, sondern dass das Normale sich zwischen den Schmerzphasen abspielt. In diesem Raum des „Normalen" befindet sich auch die Lösung, die meistens nicht so kompliziert ist, wie man gedacht hätte.

Allerdings gehört auch die Frage nach dem „Wie?" dazu:

> *„Was haben Sie in der Zeit gemacht oder wie haben Sie es geschafft, dass das Problem nicht auftritt?"*

Wichtig ist, danach zu fragen, was der Klient konkret macht oder einsetzt in den Phasen des Nicht-Problems, weil er dann in der aktiven Rolle ist und selber bestimmt, was er tut oder nicht tut. Das Wiederholen dessen, was er dann gemacht hat, suggeriert, dass er die Lösung auch selbst herbeiführen kann!
Statt z. B. bei Schulverweigerung danach zu fragen, wann das Kind die Schule verweigert, könnte die Frage lauten:

> *„Wann – und vor allem wie – ist es dir gelungen, zur Schule zu gehen?"*

Oder wenn jemand eine Beschwerde vorträgt, die angeblich immer da ist, lohnt sich folgende Frage:

> *„Wann war es mal anders?"*

Oder:

> *„Wie war es zu den Zeiten, zu denen es besser war?"*

Oder:

> *„Ich gehe davon aus, dass die Schmerzen nicht immer auftreten? Was ist dann anders?"*

➲ **Tipp**

Man sollte sich nicht zu schnell abspeisen lassen mit *„Weiß ich nicht …"* oder Ähnlichem.

Auch hier gilt der Grundsatz: *„Eine gute Frage hat eine Antwort verdient."*

Also: Hartnäckig bleiben! Es geht um das Wohl des Klienten!

Übrigens: Kein einziges Problem ist dauerhaft vorhanden!

Der Therapeut oder Berater erlebt jedoch oft, dass ein Problem vom Klienten so lange als „immer da" empfunden wird, bis man genauer nachgefragt hat.

„Es ist mit Problemen so, dass sie – wie alles im Leben – Schwankungen unterliegen. Wie ist es, wenn das Problem mal weniger stark auftritt?"

Oder:

„Wie ist es an den Tagen, die ein klein wenig anders (besser) sind als die anderen?"

Die Frage nach Ausnahmen lässt sich auch wunderbar in eine Fremd-Beobachtungsaufgabe einbauen. Diese kann man auch wunderbar durch einen anderen beantworten lassen: Die Ausnahmen fallen diesem vielleicht eher auf als einem selbst.

„Wie ist es an den Tagen, an denen Ihr Mann besser als üblich zurechtkommt? Was macht er dann anders? Was machen Sie dann anders?"

Auch hier ist es wichtig, keine Fragen zu stellen, die mit „Ja" oder „Nein" beantwortet werden können.

Indikationen

Bei allen Problemlagen, die den Klienten subjektiv „erschlagen".

Auch wenn das schwer auszuhalten ist, bedeutet es nicht, dass Probleme immer da sein müssen. Es wirkt z. B. auch bei Angstpatienten, die eher unter Panikattacken leiden:

„Wann haben Sie mal keine Panikattacke bekommen, obwohl sie damit gerechnet hätten eine zu bekommen?"

Diese Frage lohnt sich grundsätzlich bei jedem Problem: sie überrascht und zwingt den Betroffenen, in eine andere Richtung zu denken.

Kontraindikationen

Keine

Das Fragen nach Ausnahmen vom Problem schadet nie.

Es kann höchstens passieren – z. B. bei depressiven Klienten –, dass diese keine Ideen dazu haben. Dann hilft die Fremdbeobachtung:

„Was sehen andere Menschen (die Ihnen nahestehen) vielleicht noch?"

Einen Versuch wert ist auch das Zirkuläre Fragen (siehe Seite 57):

„Wie würden andere in Ihrem Umfeld diese Frage beantworten, wenn sie hier wären?"

Setting

ET; FT; GT; PT

Skalieren

Idee

Der Übergang zwischen Krankheit und Gesundheit ist ein Kontinuum und nicht ein Entweder / Oder (Antonowski, 1997).

Da in der Psychotherapie – noch – keine „objektiven" Kriterien existieren, mit denen man Behandlungserfolge oder -misserfolge messen kann, wurde die wunderbare Technik des Skalierens erfunden. Sie ermöglicht eine Selbsteinschätzung des Ist-Zustandes und des Fortschritts und kann in das zirkuläre Fragen eingearbeitet werden (siehe Seite 57).

Diese Methode ermöglicht darüber hinaus das Entwickeln von Therapiefortschritten in größeren oder kleineren Schritten.

Skalieren erlaubt eine Einschätzung darüber, wie viel Gesundheit schon und wie viel Krankheit noch da ist.

Methode

Die Aufgabe lautet:

„Stellen Sie sich bitte eine Skala von 1 bis 10 vor. Wenn 1 der Zustand ist, wo es Ihnen am allerschlechtesten geht, und 10 der Zustand, wo alle Probleme weg sind und es Ihnen am allerbesten geht, wo würden Sie sich heute einordnen?"

Die 1 suggeriert, dass es bereits Fortschritte gibt. Die 0 als Anfang macht aber auch manchmal Sinn, wenn man es z. B. mit suizidalen Klienten zu tun hat oder mit Angstpatienten, die förmlich durch ihre Angst gelähmt werden (Caby, 2001).

Sprache schafft auch hier Wirklichkeiten (Hargens, 2008).

➲ Tipp

Zirkuläres Skalieren
„Wenn ich deine Mutter fragen würde zu skalieren, wie viel du von deinem Ziel schon erreicht hast, wo würde sie dich auf einer Skala von 1 bis 10 einordnen?"

- *Wenn ein Klient unentschlossen ist oder sich schlecht einstuft, empfiehlt es sich, Folgendes zu fragen:*

  „Was würden Ihre besten Freunde sagen, wo Sie sind auf der Skala?"

  und, wenn die Einschätzung eine andere ist als die eigene:

  „Was sehen die, was Sie nicht sehen?"

Erarbeiten von Therapiezielen

Manche Klienten haben eine klare Vorstellung davon, wie es sein wird, wenn das Problem weg ist. Diese Klienten werden in der Lage sein zu sagen, was sie anders machen werden, wenn sie eine oder zwei Zahlen auf der Skala höher wären. Anderen gelingt das nicht. Dann müssen kleinere Schritte verhandelt werden:

„Was werden Sie anders machen, wenn Sie sich statt bei 5 bei 5,5 einstufen würden?"

„Was hätten Sie festgestellt, wenn Sie 5,5 gesagt hätten?"

Damit erlaubt man dem Klienten, den Fortschritt in sehr kleinen Schritten zu machen, und die ermöglichen perspektivische Arbeit, die sich in den Folgeterminen wunderbar aufgreifen lässt. Gerade wenn der zeitliche Rahmen eng ist, lassen sich Skalierungsaufgaben sehr gut einbauen. Der Klient legt sich nicht nur auf eine Zahl fest, sondern kann mit Beispielen des eigenen Handelns diese Zahl belegen. Dadurch konkretisiert er noch einmal seine Fortschritte und kann sie anschließend weiter ausbauen.

- Man kann die Skalierung auch losgelöst vom Allgemeinbefinden nutzen:

„An welcher deiner Fähigkeiten würdest du bis zum nächsten Termin arbeiten wollen? Wie stark nutzt du diese Stärke im Moment, wenn die Skala von 1 (kaum) bis 10 (ständig) geht?"

„Und was würdest du anders machen, wenn du mit der Fähigkeit einen Schritt weiter wärst?"

Die Intervention suggeriert diese eine Fähigkeit und die Zuversicht, dass sie ausbaufähig ist.

Durch das Skalieren werden komplexe Aspekte des Lebens der Klienten konkreter, sowohl für den Therapeuten als auch für den Klienten (de Jong & Berg, 2002).

Die Skala ermöglicht es dem Klienten aber auch, die Nuancen zwischen den Extremen besser wahrzunehmen.
Es ist übrigens nicht unbedingt erstrebenswert, die 10 erreichen zu wollen!
Aber folgende Fragen machen durchaus Sinn:

„An welchem Tag waren Sie am nächsten an der 10 dran?

Erarbeiten von Therapiezielen in Gruppen

Im stationären oder tagesklinischen Setting nutzt man das Skalieren als Gruppenintervention, wobei das Skalieren und das zirkuläre Fragen Hand in Hand gehen. Es werden sogenannte **Gruppenbarometer** erstellt:

„Wer wird in der nächsten Woche an welcher Fähigkeit arbeiten? Und wo befindet ihr euch heute auf eurer Skala?“

Diese Gruppenbarometer setzen eine gegenseitige Beobachtung voraus, mit dem Wissen, dass man selbst auch von den anderen beobachtet wird, und zwar mit der gegenseitigen Motivation, besser zu werden.

Indikation

Skalen sind für alle Symptome und „Zustände“ geeignet, die „im Fluss“ sind. Fast alle Gemütszustände oder Ressourcen können skaliert werden.

Es kann sein, dass depressive Klienten allerkleinste Schritte gehen müssen.

Ein Fallbeispiel

Antonia, 16, ist zum dritten Mal aufgrund eines massiven selbstverletzenden Verhaltens in stationärer Behandlung. Sie verletzt sich schwer mit dem Messer und fügt sich erhebliche Brandwunden zu.

Im Gespräch lässt sie sich zwar auf Humor ein, sie berichtet aber immer wieder, nicht sagen zu können, was sie dabei spürt, wenn sie sich selbst verletzt.

Viele Fragen beantwortet sie mit „Keine Ahnung“ oder „Weiß ich nicht“, und man sieht ihr dabei ihre Verzweiflung an.

Diagnostisch handelt es sich um eine Borderlinestörung.

Erst mit der Aufgabe der Skalierung gelingt es ihr, einen Zugang zu ihren Gefühlen zu bekommen: mit einer überraschenden Differenzierung listet sie Gefühle auf und skaliert sie.

Diese Skalen sind der Anfang der eigentlichen Therapie. Später ist Antonia auch in der Lage, positivere Gefühle zu benennen und zu skalieren. Durch das Skalieren hat sie sich in kleinen Schritten an ihre Gefühle herangetraut (s. Abbildung 3).

In der Therapie geht es oft darum, die Frage der Therapiemotivation zu stellen. Auch diese kann skaliert werden.

Eine weitere Skala, die u. U. für Therapieerfolge wichtig sein kann, ist die **Bereitschaftsskala**:

„Wie hoch schätzen Sie Ihre Bereitschaft ein, für die Ziele, die Sie erreichen wollen, auch etwas zu tun?“

Die **Zuversichtsskala** ist eine weitere, die zur Einschätzung der Erfolgsaussichten eines Therapieprozesses beiträgt:

„Wie zuversichtlich sind Sie, dass Sie die Ziele, die Sie sich gesteckt haben, erreichen werden?“

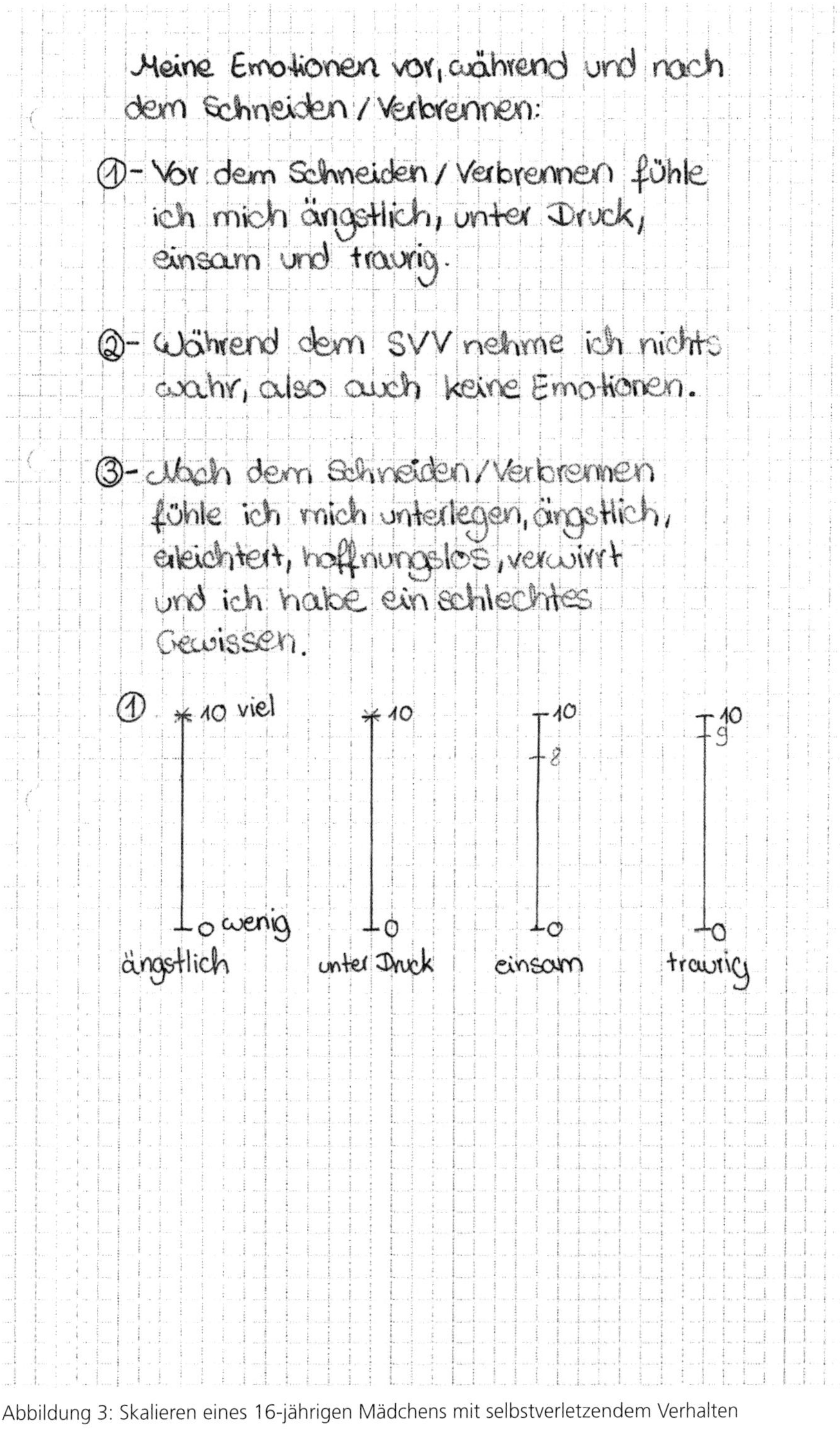
Meine Emotionen vor, während und nach dem Schneiden / Verbrennen:

① – Vor dem Schneiden / Verbrennen fühle ich mich ängstlich, unter Druck, einsam und traurig.

② – Während dem SVV nehme ich nichts wahr, also auch keine Emotionen.

③ – Nach dem Schneiden / Verbrennen fühle ich mich unterlegen, ängstlich, erleichtert, hoffnungslos, verwirrt und ich habe ein schlechtes Gewissen.

Abbildung 3: Skalieren eines 16-jährigen Mädchens mit selbstverletzendem Verhalten

Kontraindikation

Keine

Setting

ET; FT; GT; PT

Reframing

Idee

Reframing in der Psychotherapie ist das, was der belgische Surrealist René Magritte in der Malerei gemacht hat: Er hat den Kontext von Gegenständen verändert und ihnen somit eine andere Aufmerksamkeit gegeben.
Magritte malte eine riesengroße Blume in ein viel zu kleines Zimmer:
Als Beobachter ist man zunächst einmal überrascht, und man merkt erst beim zweiten Blick, dass etwas nicht – oder doch – stimmt.

Reframing in der Psychotherapie bedeutet, Dinge anders zu betrachten oder sie mit einem anderen Fokus zu sehen.
Wenn Probleme einen anderen – neuen – Rahmen bekommen, sehen sie plötzlich anders aus! Das Symptom bekommt seine Bedeutung durch den Kontext (Hargens, 2003).

Methode

In der Sitzung macht es oft Sinn, dem Gesagten einen anderen Rahmen zu geben.

Das kann ernst, aber auch humorvoll geschehen. Es soll immer dazu dienen zu überraschen, anzuregen oder „das andere Auge" zu öffnen.

Einige **Beispiele**:

- ADHS-Kinder sorgen mit ihrer Ideenvielfalt dafür, dass es nie langweilig wird …
- Depressive Menschen bringen uns die Kunst der Bedachtsamkeit bei …
- … oder sorgen dafür, dass alle um sie herum eine Aufgabe haben
- Streitende Paare demonstrieren uns die Lebendigkeit ihrer Beziehung …

Tipp

Um das Reframing therapeutisch nutzen zu können, empfiehlt es sich, es im Alltag zu üben.

Es macht Spaß, und das wöchentliche Einkaufen macht plötzlich Sinn, wenn man es als ritualisierten Wochenendanfang reframen kann …

Indikation

Mit ein wenig Übung und Fingerspitzengefühl passt es fast immer, es sei denn, der Klient versteht es auf Grund seiner kognitiven Fähigkeiten nicht, die es ihm allerdings ermöglichen – mal anders betrachtet –, sich besonders viel Zeit zu nehmen für den genussvollen Vorgang des Verstehens …

Kontraindikation

Keine

Setting

ET; GT; FT; PT

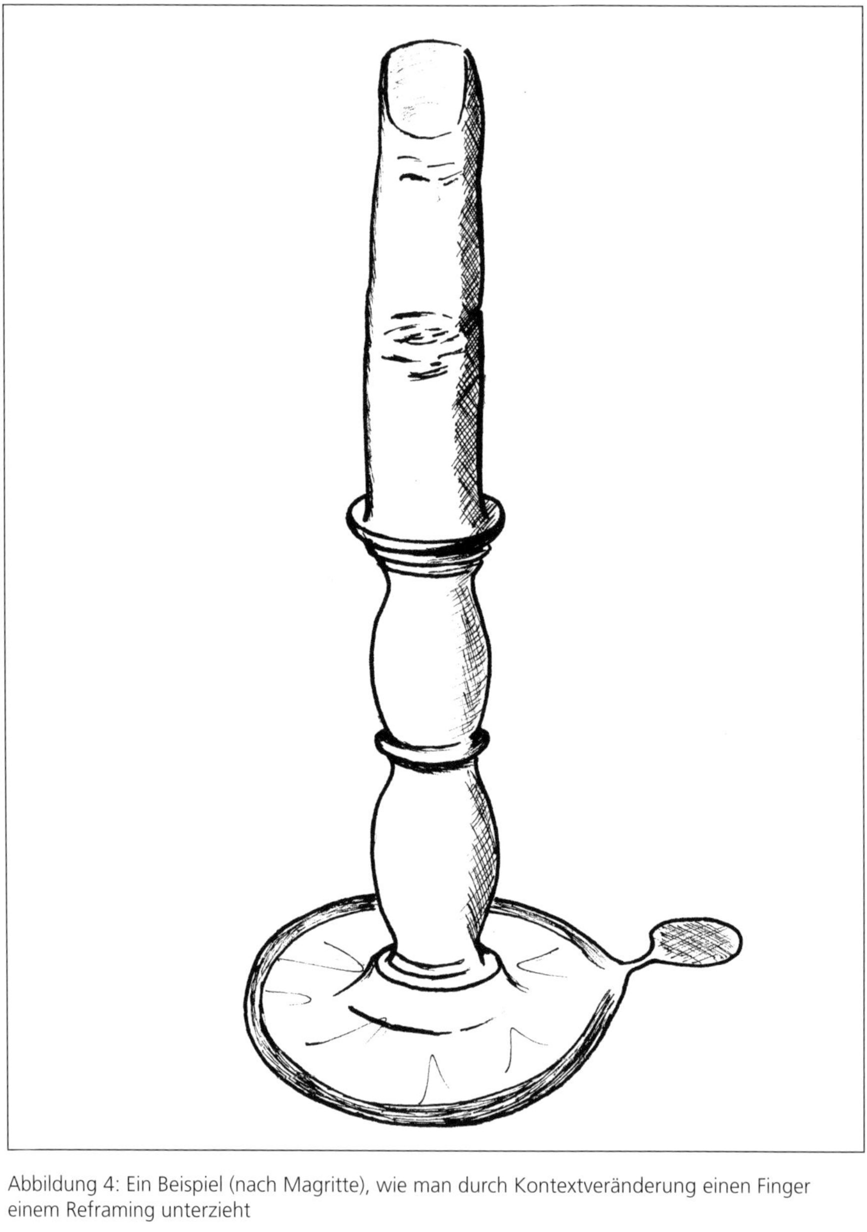

Abbildung 4: Ein Beispiel (nach Magritte), wie man durch Kontextveränderung einen Finger einem Reframing unterzieht

Zirkuläres Fragen

Idee

Diese Fragetechnik wurde schon in den frühen Achtzigern von der Mailänder Schule in das systemische Feld eingeführt. Durch das Zirkuläre Fragen bezieht man ab- oder anwesende Systemmitglieder in das therapeutische Geschehen mit ein, ohne sie direkt anzusprechen, sondern durch das Befragen des/der jeweiligen Gesprächspartner(s) (Simon & Rech-Simon, 2001). Es wird eine Außenperspektive erfragt, die mittels der Hypothese des Befragten über das, was die Außenperspektive sein könnte, neue Sichtweisen ermöglichen kann.

Es ist eine perfekte Technik, um den konstruktivistischen Aspekt der systemischen Therapie zu verdeutlichen und zu nutzen! In das Urteil des Klienten über das, was der andere sagen würde, fließt immer das eigene hypothetische Urteil mit ein, weil man nur aus der eigenen Perspektive urteilen kann. Daher überraschen unterschiedliche Meinungen nicht, es überrascht eher die Gleichheit der Einschätzungen.

Letztendlich führt diese Art zu fragen zu mehr gegenseitigem Verständnis, aber es bietet dem Therapeuten oder Berater auch Einblicke in das System und seine Konflikte bzw. Ressourcen (Schlippe & Schweitzer, 1999). Hilfreich sind Zirkuläre Fragen vor allem dann, wenn Klienten in Konflikten, Beziehungen oder sonstigen Situationen emotional verstrickt sind. Die zirkuläre Fragestellung kann diese Verstrickung unterbrechen und neue Perspektiven eröffnen (Schönborn, 2013).

Nicht selten werden die Betroffenen selbst von den zirkularen Antworten überrascht!

Methode

Der Therapeut fragt:

1. *„Wenn dein Vater jetzt hier sitzen würde, wie würde er die Frage beantworten?"*

Oder:

2. *„Wenn Ihr Mann hier gewesen wäre, was hätte er noch erzählt?"*

Oder:

3. *„Wenn ich gleich deine Mutter frage, wie es dir geht, was, denkst du, wird sie mir sagen?"*

➲ Tipp

Manchmal ist es hilfreich, diese Technik zusätzlich durch visuelle Hinweise zu untermalen: Für den abwesenden Gesprächspartner, den man einbeziehen möchte, wird auf den leeren Stuhl in der Runde gedeutet oder extra für diesen ein weiterer Stuhl in der Runde platziert.

Gerade das Zirkuläre Fragen lässt sich effektiv mit vielen anderen Methoden kombinieren.

Kinder und Jugendliche sind mit zirkulären Fragen gut in das Gespräch einzubinden, sie liefern häufig interessante Aspekte, die vielleicht zuvor noch nicht im Mittelpunkt standen.

Bei jüngeren Kindern kann man z. B. auch die mitgebrachte Lieblingspuppe in die Fragen mit einbeziehen.

In der Arbeit mit dem Familienbrett (Caby & Caby, 2017) liegt es auf der Hand, die Methode des Zirkulären Fragens einzusetzen.

Scheuen Sie sich nicht. Es lohnt sich!

Indikation

Keine spezielle, es geht praktisch immer.

Kontraindikation

Keine

Setting

ET; FT; GT; PT

Variation

Zirkuläres Erziehen

Idee

Eltern-Kind-Konflikte werden oft nur mit einem Elternteil – meistens der Mutter – ausgetragen. Bei alleinerziehenden Eltern sowieso.

In beiden Fällen lohnt es sich, einen virtuellen Erziehungspartner an seiner Seite zu haben, den man fragen kann.

Für verheiratete Paare ist es relativ einfach. Man fragt sich:

„Was würde mein Mann sagen, wenn er jetzt hier wäre?"

Oder man erinnert sich an die im Vorfeld gemachten gemeinsamen Absprachen.

Eine Alternative wäre, die Virtualität aufzuheben und über das Telefon pädagogische Verstärkung des Erziehungspartners einzuholen.

Auch aus der Perspektive der Alleinerziehenden kann es wirksam sein, einen Partner zu imaginieren, den man auch im Sinne des zirkulären Fragens interviewen kann. Dem kann man sogar einen Namen geben, beispielsweise Archimedes, ein besonderer Experte in Erziehungsfragen:

„Wenn Archimedes da wäre, was würde er Ihnen jetzt empfehlen?"

So schafft man eine äußere Instanz, bei der man das gesamte theoretische Erziehungswissen auslagern und wieder abrufen kann.

Er könnte zum Beispiel darauf hinweisen: *„Ein Nein muss sein!"* oder *„Ein Nein hat noch nie geschadet!"*

Die Wunderfrage

Idee

Insoo Kim Berg und Steve de Shazer (de Shazer, 1985) entwickelten die Wunderfrage, um es dem Klienten zu ermöglichen, eine Idee von Lösung zu bekommen.

Wenn nichts mehr geht oder wenn es gerade ein wenig aussichtslos erscheint: Der Fokus des Klienten wird in die Zukunft gelenkt, in der es eine Lösung geben wird, die der Klient aktiv gestaltet, unter Zuhilfenahme seiner Fähigkeiten!

Oft entwickelt der Klient dann erstmalig die Idee, dass es tatsächlich eine Lösung geben könnte.

Methode

Die Wunderfrage sollte immer als ungewöhnlich und geheimnisumwoben angekündigt werden und könnte wie folgt formuliert werden.

Beispiel:

„Stell dir vor, du gehst heute Abend ganz zeitig ins Bett und schläfst friedlich ein. Du schläfst bald ganz tief und fest, und während du schläfst, passiert ein Wunder. Und das Wunder ist: Alle deine Probleme sind weg!

Aber du hast ja tief und fest geschlafen und hast überhaupt nicht mitbekommen, dass das Wunder passiert ist! Was meinst du, woran du morgens beim Wachwerden und danach merken wirst, dass das Wunder passiert ist?"

Wenn die ersten Antworten kommen, ist es wichtig, den aktiven Anteil des Klienten hervorzuheben:

„Was wirst du anders machen, wenn das Wunder geschehen ist?

Was wirst du anders machen beim Frühstück, beim Waschen, beim Anziehen, beim Zur-Schule-Gehen, in der Schule, beim Nach-Hause-Kommen usw.?"

Und:

„Was werden andere davon mitbekommen?"

Oder:

„Wer wird zuerst merken, dass das Wunder passiert ist?"

Es kommt darauf an, sich die Veränderungen möglichst konkret schildern zu lassen!

➲ Tipp

1. Lassen Sie sich Zeit, nachdem Sie die Frage gestellt haben. Sie ist so wirkungsvoll, dass der Klient zunächst überrascht sein wird und auch Zeit braucht. Er befindet sich gerade in einer „Lösungssphäre" und schaut sich um … Der Effekt verpufft, wenn der Therapeut zu ungeduldig ist und sofort nachhakt.
2. Manche Klienten bügeln die Frage gleich platt und sagen Dinge wie: *„Wunder gibt es nicht …"* oder *„Ich glaube nicht an Wunder …"*. Das kann man verhindern, indem man vor der Frage die Klienten um Erlaubnis bittet, eine etwas ungewöhnliche Frage stellen zu dürfen.

   Wenn es bei der skeptischen Haltung bleibt, dann:

   „Und wenn es doch Wunder gäbe?"

   Oder:

   „Gerade Sie hätten aber ein Wunder verdient."

   Oder:

   „Vielleicht kommen Sie in zwei Wochen zurück und berichten mir, dass doch ein Wunder geschehen ist!"
3. Die Frage sollte nur gestellt werden, wenn man Zeit hat und wenn die Beziehung zum Klienten stimmig ist.
4. Die Frage ist so einmalig, dass sie nicht vergeudet werden sollte.
5. Anschließend unbedingt weiterfragen:

   „Was verändert sich noch …?" und *„Was noch …?"* und
   „Was noch …?"…
6. Die Wunderfrage lässt sich natürlich auch im Kontext einer Familiensitzung einsetzen. Da kann sie sogar besonders gewinnbringend sein, weil sie die unterschiedlichen Varianten des Wunders ans Tageslicht bringt … Vater und Mutter haben durchaus unterschiedliche Vorstellungen davon wie es sein wird, wenn das Wunder geschehen ist. Eltern und Kinder erst recht! Auch Geschwister werden „ihr Wunder" unterschiedlich erleben.

   Das Gleiche gilt für Gruppenkontexte. Dabei ist aber zwischen Gruppen zu unterscheiden, die z. B. im stationären Setting zusammenleben und Gruppen, die sich gelegentlich zu ambulanten Sitzungen treffen. Im ersten Fall wird es sich eher um Gruppenthemen handeln, im zweiten eher um individuelle Themen.

Indikation

Die Frage können Sie immer dann stellen, wenn der Klient eine gute Motivation hat, etwas zu tun.

In der „de Shazer-Sprache" formuliert: Es sollten nicht „Klagende" oder „Besucher", sondern richtige „Kunden" sein:

- Der Klagende kommt, um sein Leid – meist über andere – zu klagen, nicht aber, um etwas zu verändern.
- Der Besucher ist interessiert und informiert sich, um später zu entscheiden, ob es das Richtige für ihn ist.
- Der Kunde hat einen Auftrag und will etwas.

Kontraindikation

Wenn der Therapeut oder Berater die Frage mechanistisch einsetzt und sich mit wenig konkreten Allgemeinplätzen abservieren lässt …

Sie versetzt den Klienten in eine Form der Hypnose – und ist daher mit Überlegung und unter geeigneten Bedingungen einzusetzen.

Die Wunderfrage braucht Raum und Zeit! Sie ist sozusagen eine der schärfsten Waffen, die wir als lösungsorientierte Therapeuten zur Verfügung haben. Sie sollte daher sehr sparsam eingesetzt werden.

Setting

ET; FT; GT; PT

Externalisieren

Idee

Mit dem Externalisieren (White & Epston 1990) versucht man, das Problem nach außen zu verlagern, damit es greifbarer wird: Ein Feind außerhalb der Stadtmauer ist leichter zu bekämpfen als einer, der eingedrungen ist und sich unter die eigenen Ressourcen gemischt hat! Die Trojaner wissen wovon die Rede ist.
Mit der Technik des Externalisierens wird das „feindliche Problem" nach außen befördert und die eigene Ressourcenmannschaft zusammengeschlossen.

Der Sinn von Externalisierungstechniken liegt besonders darin, das Problem konkreter zu machen. Es wird überschaubarer, greifbarer, weniger bedrohlich, und die Klienten bekommen den Eindruck, mit dem Problem in Interaktion treten zu können, ohne davon beherrscht zu werden.

„Schon der Akt des Externalisierens eines Problems trennt dieses von der Persönlichkeit des Kindes und Jugendlichen, die das Problem erfährt." (de Shazer & Dolan, 2008)

Methode

Es gibt mehrere Arten des Externalisierens:

a. **Das Wegpusten des Problems**, Seifenblasen – beladen mit dem Problem – wegfliegen lassen, der Teebeuteltrick (siehe nächste Seite).

b. Das Schaffen einer **zweiten Instanz**: Z. B. bei Magersüchtigen arbeiten wir ganz erfolgreich mit dem Modell der gesunden und der kranken Instanz:

   „Mit welcher Instanz unterhalte ich mich gerade?"

   Oder:

   „Wie viel Prozent der Gesamtperson nimmt die Gesunde heute ein? Und was werden wir besprochen haben, damit es nachher fünf Prozent mehr sind?!"

   In der Arbeit mit den Klientinnen empfiehlt es sich ständig zu orten, mit wem man sich gerade unterhält, mit der Kranken oder mit der Gesunden.

c. Das **Übertragen** von Schmerzen auf ein scheußliches Kuscheltier oder auf ein anderes Objekt durch z. B. Herüberbeamen oder -pusten.

d. **Das Finden einer Helferfigur** (siehe auch Cartoon-Therapie, Seite 120)

e. **Handpuppen** ermöglichen das Austragen oder Üben von Konflikten außerhalb des „Selbst".

f. **Sorgenpüppchen**, die unter dem Kopfkissen verschwinden und die Sorgen für die Nacht entführen.

g. **Trost- oder Mutpflaster**

h. Der **Sorgenrucksack**: Ein Gepäckstück, in das alles, was an Sorgen da ist, hineingestopft wird. Man kann damit spazierengehen, und man kann es gelegentlich ablegen …

i. **Sich mit dem Problem verbünden**. Das Problem, bzw. den Feind zum Freund machen:

   „Was kannst du deinem Problem schenken, um es etwas positiver zu stimmen?

   „Kannst du ihm ein Kooperationsangebot machen?"
   (Eine aus der Politik gut bekannte Strategie!)

   „Hat das Problem womöglich auch Vorteile und lohnt es sich, mit ihm gemeinsame Sache zu machen?"

➲ Tipp

Statt sich von einem Problem beherrschen zu lassen, kann man es personifizieren oder vergegenständlichen. Dadurch wird das Problem greifbarer.

Ein Beispiel:

In der Behandlung einer kleinen Angstpatientin kam es zu einer plötzlichen Verbesserung, als wir gemeinsam auf die Idee kamen, dass die Angst manchmal so nervt, dass man sie am besten wegsperrt.

Die Klientin hatte gleich die Idee, eine große Kiste zu basteln, in die sie die Angst hin und wieder einmal einsperren konnte. Die Kiste hatte sie wie ein Haus gestaltet, in der die Angst vorübergehend wohnen konnte, als sie mal wieder zu nervig war.

Die Klientin gönnte sich somit Auszeiten von ihrer Angst und war in dieser Zeit tatsächlich völlig befreit. Da die Kiste auch ein Türchen hatte, machte sie es, als sie ihre Angst wieder herauslassen wollte, einfach wieder auf.

Der **Teebeutel-Trick** geht wie folgt: Man nimmt einen handelsüblichen – alten – Teebeutel, faltet ihn vorsichtig, ohne ihn zu zerreißen, auseinander und entleert ihn. Der Beutel ist jetzt doppelt so lang, sieht wie eine kleine, aus dünnem Papier bestehende Rolle, aus. Man stellt diese Rolle aufrecht in ein Schälchen oder in eine Untertasse und zündet den Teebeutel oben an. Man darf gespannt sein … (s. auch S. 129)

Vorsicht: Die Erfahrung lehrt, dass nicht alle Teebeutel dafür geeignet sind! Bitte vorher ausprobieren und einen Bestand an geeigneten Beutel organisieren!

Das **Zeichnen des Problems** als Hausaufgabe ist ebenfalls eine Externalisierungstechnik. Dadurch bekommt der Klient ein Bild von dem Problem, wodurch es schon weniger bedrohlich wirkt.

Dinge, die man sich nicht vorstellen kann, sind immer schwerer zu bekämpfen als etwas, was man konkret vor Augen hat.

Man kann die Klienten auch auffordern, sich mit ihrem Problem zu unterhalten, in einen Dialog mit ihm zu treten usw. So kann man sich auch Gedanken darüber machen, ob das Problem nicht auch Ressourcen hat oder ob es sich lohnt, mit dem Problem gemeinsame Sache zu machen, um weitere Probleme zu lösen.

Indikation

Im Praxisalltag lässt sich Externalisieren mit einfachen Mitteln umsetzen und hat sich als besonders gut geeignet erwiesen bei:

- Chronisch belasteten Familien, die kein klares Bild mehr von ihrem Problem haben,
- Angst in jeglicher Variation,
- Schmerzsyndromen,
- Problemen jeglicher Natur.

Kontraindikation

Keine, wirkt bei Kinder, Jugendlichen und Erwachsenen!

Materialien

Man kann – mit ein wenig Fantasie – so ziemlich alles gebrauchen.

Die Kreativität der Klienten zum Erfinden von Lösungen mittels Externalisieren ist fast unerschöpfbar. Nur sie wissen es noch nicht …

Setting

ET; FT; GT; PT

Provozieren

Idee

Das Provozieren will – wie alle anderen Interventionen – Veränderung erzeugen in dem Sinne, dass die Vielfalt der Handlungsmöglichkeiten für den Klienten vergrößert wird.

Durch Provokationen möchte man sein Gegenüber irritieren, Aufmerksamkeit erregen, den Blick für Alternativen öffnen und die/den Klienten auf das „Wie" des eigenen Handelns hinweisen.

Methode

Hiermit ist das gelegentliche, punktuelle Provozieren gemeint, um auf gewisse Blockaden, Sackgassen oder Eigentore, die Klientensysteme manchmal schießen, aufmerksam zu machen.

Am besten dafür geeignet ist der Ansatz, das zurückzuspiegeln, was man in der Gesprächssituation beobachtet. Klienten sind oft so entgegenkommend, in der Beratung das zu demonstrieren, weshalb sie gekommen sind. Damit bringen sie dem Therapeuten oder Berater sehr viel Vertrauen entgegen und bieten ihm zugleich die Möglichkeit, das Beobachtete zu beschreiben.

Beispiele

- Man fragt das Kind und ein Elternteil antwortet. Und dies passiert nicht nur einmal, sondern ständig.

  Therapeut/Berater: „*Entschuldigen Sie, darf ich schildern, was ich hier gerade sehe?*"

  (Die Frage alleine reicht meistens schon, um Veränderung zu erzeugen!)

  Man beschreibt genau das, was man beobachtet und ohne dass man jemanden speziell angesprochen hat. So ist eine veränderte Kommunikation möglich.

- Ein Vater schwärmt von seiner Tochter und bekommt nicht mit, dass sie verzweifelt versucht, ihre Pubertät zu durchleben und sich von ihm abzugrenzen. Er findet alles, was sie macht gut und bringt sie damit zur Verzweiflung.

  Therapeut/Berater: „*Herr XY, darf ich Sie mal provozieren?*"

  Der Vater sagt natürlich: „*Ja, bitte!*"

  Therapeut/Berater: „*Ich frage mich gerade, ob Sie auch applaudieren würden, wenn Ihre Tochter versuchen würde, sich etwas anzutun?*"

- Eine nach strukturell-systemischem Sprachgebrauch klassisch „verstrickte" Familie, ohne klare Hierarchie, ohne Grenzen mit einem Vierjährigen, der macht, was er will, seine Mutter beleidigt und so weiter:

  Therapeut/Berater: *„Entschuldigen Sie, darf ich mal fragen, wer hier das Sagen hat?"*

  Es meldet sich meistens der Vater.

  Therapeut/Berater: *„Habe ich das richtig gesehen: Sie lassen gerade zu, dass Ihr Sohn Ihre Frau beleidigt?"*

➲ Tipp

Immer um Erlaubnis bitten, provozieren zu dürfen!

Es lohnt sich, einmal öfter zu fragen, weil manches, was wir als Therapeuten machen, unsere Klienten provoziert, obwohl das gar nicht unsere Absicht war.

Die Frage *„Haben Sie mitbekommen, was gerade passiert ist?"* ist eine oft sehr ertragreiche Frage, weil alle Teilnehmer häufig etwas anderes mitbekommen haben. Der Therapeut sollte natürlich genau wissen, was er mit der Frage bezweckt und in Einzelheiten schildern können, was er gerade gesehen hat.

Indikation

Nur für erfahrene Therapeuten und auf der Basis einer vertrauensvollen Berater-Klient-Beziehung, die von gegenseitigem Respekt geprägt ist.

Provozieren ist dann indiziert, wenn nichts anderes mehr geht.

Manchmal müssen Menschen aufgerüttelt werden, indem man sie mit dem konfrontiert, was sie gerade machen. Das heißt, wenn jemand so von seiner Strategie überzeugt ist und die Bedürfnisse seines Umfeldes nicht mehr wahrnimmt, ist es erforderlich, dem andere Sichtweisen entgegenzusetzen.

Die Provokation hat zum Ziel, jemanden zum Innehalten zu bewegen, damit er anfängt, anders als bisher hinzuschauen; Veränderung hätte sonst keine Chance.

Nur so wird der Klient die Möglichkeit bekommen, Alternativen zu entwickeln und sein Handlungsspektrum zu erweitern.

Kontraindikation

Keine

Setting

ET; FT; PT

Das Erzeugen einer Ja-Stimmung

Idee

Eine Ja-Stimmung ist eine Stimmung, in der man geneigt ist, auf Angebote des Gegenübers einzugehen. In Therapien kann es sehr hilfreich sein, eine solche Stimmung zu erzeugen, um den Klienten mitzunehmen, oder um es ihm zu erlauben, seine Ressourcen zu erkennen und zu nutzen. Das Erzeugen einer Ja-Stimmung schafft eine gute Vorbereitung für etwaige Interventionen oder sorgt einfach nur für eine gute Stimmung im Gespräch.

Methode

Man stellt Fragen, die nur mit „Ja“ beantwortet werden können, oder Fragen, deren Antwort man schon kennt:

- *„Sie haben schon lange auf den Termin gewartet!“*
- *„Sie haben schon Einiges unternommen, um das Problem zu lösen!“*
- *„Sie haben ganz schön viel Geduld gehabt!“*
- *„Sie haben noch zwei weitere Kinder?“*
- *„Sie hatten neulich angerufen?“*
- *„Sie haben sich entschieden, eine Lösung für Ihre Probleme zu finden?“*

Indikation

Eigentlich immer, aber vor allem in schwierigen Gesprächssituationen, in konfliktreichen Konstellationen. Oder wenn Sie als Therapeut etwas vorhaben, wovon Sie denken, es könnte schwierig werden. Die Ja-Stimmung ist keine Garantie, aber zumindest schon mal ein guter Anfang.

Kontraindikation

Keine

Setting

ET; FT; GT; PT

Rituale

Idee

Welter-Enderlin (2004) nennt Rituale wesentliche Bestandteile des Lebens, die in einer sich täglich ändernden Welt Zugehörigkeit und Orientierung vermitteln können.

Der Vorteil einer Arbeit mit Ritualen liegt in der Tatsache, dass sie den meisten Menschen aus dem Alltagskontext heraus bereits ein Begriff sind, sie haben in der Regel die Freiwilligkeit zur Grundlage und bieten individuelle Gestaltungsspielräume.

Rituale geben Halt und Sicherheit, vermitteln Struktur, bieten Verlässliches in Phasen voller Unruhe und Unklarheiten. Darüber zu reden hilft, Verlorengegangenes oder zumindest fast in Vergessenheit Geratenes wieder zu aktivieren und zur Stabilisierung des Alltags neu zu etablieren.

Methode

Das Arbeiten mit Ritualen ist ein anerkannter Ansatz in systemischen Therapien und Beratungen. Rituale haben einen festen Platz in Stationsabläufen, aber finden sich auch in den verschiedensten ambulanten Angeboten wieder.

Sowohl in der Gruppentherapie mit Kindern, Jugendlichen oder Erwachsenen, als auch in der Arbeit mit Familien, dienen sie der Strukturierung von Sitzungen und bieten Verlässlichkeit.

Das **Nachfragen nach bereits bestehenden Ritualen** ist genauso wertvoll wie das **Initiieren neuer Rituale**, z. B. bei einer „Patchwork"-Familie, die sich in ihrem gemeinsamen Alltag noch finden muss.

Wenn man Klienten oder Familien nach ihren Ritualen im Alltag oder zu besonderen Zeiten fragt, erlebt man nicht selten, dass sie sich ihrer entweder nicht bewusst sind oder dass gar keine wesentlichen Rituale gelebt werden. Meistens führt das Gespräch dann dazu, zusammen nach sinnvollen Möglichkeiten für die Etablierung von Alltagsritualen zu schauen.

Zwei **Beispiele**:

1. Eine junge alleinerziehende Mutter kommt mit ihrem fünfjährigen Sohn und der achtjährigen Tochter. Beide Kinder seien sehr lebhaft, es gebe häufig heftigen Streit, vor allem das regelmäßige Essen sei schwierig und gelinge meist nur vor dem Fernseher. Die Nachbarn seien bereits hellhörig geworden, weil es oft so laut sei in der Wohnung und im Kindergarten habe man von Müdigkeit und Konzentrationsproblemen des Jungen berichtet.

   Bei der Frage nach den Tagesabläufen, Alltagsroutinen und eventuellen Ritualen erzählt die Mutter, dass es morgens und abends oft schwer sei, die

Kinder aus dem Bett bzw. in den Schlaf zu bekommen. Als die Mahlzeiten-Situation erörtert werden soll, räumt sie entschuldigend ein, dass die Räume für einen Esstisch zu eng seien.

Bis zum nächsten Termin erhält sie die Aufgabe, nach Ansätzen zu schauen, die sie bereits in den Abendstunden erfolgreich einsetzt, um daraus ein festes Zubettgeh-Ritual zu entwickeln.

Beim nächsten Gespräch schildert die Mutter neben diesen Ideen aber auch eine Neuheit, die sie gerade probieren, nachdem ihre Tochter den Vorschlag eines Picknicks im Park gemacht habe. Im Wohnzimmer werde jetzt auch auf einer Decke am Boden gespeist, das mache den Kindern sehr viel Spaß. Und in der nächsten Woche bekäme sie von Freunden einen Klapptisch in die Küche montiert, auf dem zukünftig die gemeinsamen Mahlzeiten stattfinden sollen ...

2. Familie B. wohnt seit mehreren Monaten im neuen Haus, Herr B. hat seine beiden 12- und 14-jährigen Töchter mit in die Ehe gebracht, Frau B. ihre 8-jährigen Zwillinge und einen Hund. Obwohl alle sich sehr auf das Zusammenwohnen gefreut haben, gibt es mehr Stress als erwartet. Die Vorstellungen von Abläufen im Alltag scheinen sehr verschieden, die Kinder versuchen, die Erwachsenen gegeneinander auszuspielen.

   Bei einem Gespräch mit allen Beteiligten malen die Kinder und Eltern ein Bild zum Thema „Wie wir gemeinsam essen", während des Entstehungsprozesses wird über das Hier und Jetzt (Problemsituation) diskutiert, dabei auch überlegt, wie es zukünftig sein soll (Lösungssituation).

   Es wird rasch klar, dass beide Ursprungsfamilien Rituale mitbringen, die sich nicht von vorneherein miteinander verknüpfen lassen, die man aber auch nicht einfach aufgeben möchte. Bis zum nächsten Termin bekommen daher alle die Beobachtungsaufgabe, jeder für sich zu schauen, welche der Abläufe ihnen so wichtig sind, dass sie beibehalten werden sollen.

   Bei einem weiteren Familiengespräch trägt jedes Familienmitglied sein Anliegen vor, dann wird gemeinsam überlegt, welche Rituale sich daraus entwickeln lassen, so dass am Ende ein Mahlzeitenablauf entsteht, der sowohl Elemente beider Herkunftsfamilien enthält, als auch gemeinsam erstellte neue Abläufe. Wie einer der Zwillinge so passend rief: *„Das sind jetzt wir!"*

Die in der Familie gelebten Rituale werden zum Gesprächsthema gemacht, Kinder und Erwachsene werden danach befragt, welche davon ihnen besonders wichtig sind, was sie jeweils für eine Bedeutung haben, wie sich die Rituale in der Familie entwickelt haben usw.

Die Uneinigkeit über bestimmte traditionelle Familienrituale, wie das Gestalten der Weihnachtsfeiertage oder von Geburtstagen, liefert häufiger Anlass zu Streit, Unstimmigkeiten oder negativen Gefühlen, als man auf den ersten

Blick vermuten mag; daher lohnt sich das Nachfragen und das genauere Explorieren.

Wie wichtig Rituale sind, mag aus dem nachfolgenden Beispiel einer Familie aus Malaysia deutlich werden: Eine malaysische Mutter beklagte, dass ihr aus Deutschland stammender Mann Rituale wie Geburtstage nicht einhalten wollte mit der Begründung, dass er das sowieso alles für Quatsch halten würde. Glückwünsche hielte er grundsätzlich nicht für angebracht, weil er diese auch nicht so meinen würde: *„Warum soll man denn noch einmal feiern, das man geboren wurde?"* Die drei Kinder der Familie litten so sehr darunter, dass die Mutter keine andere Möglichkeit sah, als sich von ihrem Mann zu trennen, um die Rituale danach wieder aufgreifen zu können.

➲ Tipp

Rituale lassen sich wunderbar mit anderen hier vorgestellten Methoden verbinden, so z. B. mit dem

Zirkulären Fragen: Familienmitglieder reihum befragen, welche Rituale ihnen wichtig sind und z. B. in der neuen Familienkonstellation beibehalten werden sollen:

> *„Was würde … jetzt dazu sagen, was fände er/sie wichtig?"*

- **Beobachtungs- und Hausaufgaben:** Interessant ist die Kombination mit diesen Aufgaben besonders in den Familien, die auf die erste Nachfrage nach Ritualen davon überzeugt sind, keine solchen zu haben oder nicht zu pflegen.

  Ganz spannend wird es dann beim nächsten Termin, wenn jeder für sich überprüfen konnte, ob dem wirklich so ist oder ob es doch noch etwas Überraschendes zu entdecken gab.

- **Verordnen von Veränderung** (s. Seite 83)

  sowie bei den speziellen Techniken mit

- **Gemeinsamem Malen und Zeichnen**
- **Lebenslinienarbeit** (s. Seite 123)
- usw.

Ein besonderer Stellenwert von Ritualen liegt in der Gestaltung von Übergängen (z. B. Kindergarten, Schule, Pubertät usw.).

Rituale können auch bei Ängsten, Bettnässen oder anderen belastenden Symptomen eine Rolle spielen, ggf. sogar die Aufrechterhaltung der Problematik unterstützen, daher ist es nicht nur wichtig danach zu fragen, sondern sie auch zu hinterfragen.

Indikation

Die Arbeit mit Ritualen ist bei allen Indikationen vorstellbar.

Besonders hilfreich wird dieser Ansatz bei mangelnder familiärer Struktur, ADHS, aggressiven Verhaltensauffälligkeiten, emotionalen Problemen wie Ängsten oder Depression, vermindertem Selbstwertgefühl sowie in Trennungssituationen empfunden.

- *In Trennungs-, Scheidungs- und Patchwork-Familien sind Rituale besonders wichtig!*
- *Auch nach Verlust eines nahen Angehörigen und vor allem dann, wenn keine Gelegenheit zum Abschiednehmen bestanden hat.*

Kontraindikationen:

Grundsätzlich keine

Vorsicht ist geboten bei stark zwanghaftem Verhalten, da die Gefahr der Verstärkung der Symptomatik besteht.

Setting

ET; FT; GT; PT

Die Musterunterbrechung

Idee

Mit der Musterunterbrechung versucht man altbewährte Muster, die (mit) zum Problem geführt haben, in ihrem Automatismus zu unterbrechen oder zu verändern. Sie soll zum Nachdenken, zum Anders-Wahrnehmen und zum Anders-Handeln führen.

Eine Musterunterbrechung erweitert daher das Wahrnehmungsspektrum der Klienten und verändert deren Fokus. Es wird somit die Basis für Veränderung gelegt.

Grundsätzlich ist es sinnvoller, sich nicht zu sehr auf das „Wegtherapieren" eines Symptoms zu konzentrieren. Oft gelingt das auch nicht. Eine Musterunterbrechung erzielt auf Umwegen das gewünschte Ergebnis mit viel mehr Kreativität.

Alle hier geschilderten Interventionen können letztendlich zu einer Musterunterbrechung führen, so dass es von der Gunst der Stunde und von der vorhandenen Interventionspalette des Therapeuten oder Beraters abhängt, für welche Intervention man sich entscheidet.

Methode

Alle in diesem Buch beschriebenen Interventionen bewirken eine Musterunterbrechung.

Eine ausgefallene Fragestellung, eine Hausaufgabe oder eine Ad-hoc-Intervention in der Gesprächssituation lösen ein Innehalten aus: Der Klient muss sich erst einmal neu orientieren, überlegen, was er gerade wahrgenommen hat, und demgemäß handeln.

Allein dieser Bewusstmachungsprozess löst Veränderung aus.

Ein Beispiel aus der Paartherapie

Ein älteres Ehepaar kommt zur Beratung, weil es keinen Weg aus den ewigen Streitereien findet. Mal fängt der Eine an, mal der Andere. Das Ende ist immer gleich: man redet stundenlang nicht mehr miteinander. Dieser Ablauf wiederholt sich mehrmals in der Woche. Beide Partner haben schon gute Bedingungen geschaffen für Veränderung: Beide wollen so nicht mehr weitermachen.

Dieses hartnäckige Streitmuster konnte durch folgende Intervention unterbrochen werden: Der Frau wurde vorgeschlagen, an dem Ablauf etwas zu verändern. Sie entschied sich nach einigem Hin und Her für ihr heimliches Hobby: Sie würde beim nächsten Streit nach drei Minuten und dreißig Sekunden eine Arie anstimmen. Der Mann wusste nur, dass seine Frau am üblichen Ablauf etwas verändern würde.

Beim nächsten Termin kamen zwei gelöste Menschen lächelnd mit der Botschaft herein, sie hätten sich gar nicht gestritten! Die Spannung, was die Veränderung sein würde und die Hoffnung, singen zu dürfen waren bei der Frau so groß gewesen, dass für Streit kein Raum mehr war. Sie hatte das Muster schon unterbrochen, bevor es begann!

Indikation

Alle Problemkonstellationen, die sich durch stereotype Abläufe hervortun. Es soll nach Möglichkeit ein gutes „Urvertrauen" zwischen den Problempartnern vorhanden sein, einhergehend mit einer großen Veränderungsbereitschaft. Wenn Feindseligkeit regiert, hat die Musterunterbrechung kaum eine Chance.

Die Musterunterbrechung kann auch gleich zu Anfang einer Therapie oder Beratung eingesetzt werden.

Kontraindikation

Humorlosigkeit und geringe Compliance

Setting

FT; PT

Die Strategie der kleinen Schritte

Yvonne Dolan (1998) hat es bereits für die Behandlung von schwer traumatisierten Frauen betont: In kleinen Schritten erreicht man auch das Ziel. In ihrem Buch, das den gleichen Titel trägt, schildert sie viele Interventionen, die alle eines gemeinsam haben: sie erzeugen kleine Veränderungen.

Ein Beispiel: *„Nimm dir ein wenig Zeit die Formen, die Farben, die Gerüche und die Strukturen um dich herum zu betrachten. Konzentriere dich bitte darauf, was du dabei für Erfahrungen machst. Was berührt dich, was nicht, was erfreut dich, was nicht …?"*

2.2 Interventionen für Zuhause

Beobachtungsaufgaben

Idee

Eine Beobachtungsaufgabe ist sehr gut dazu geeignet, den Fokus der Wahrnehmung dauerhafter zu verändern, als es in einer Sitzung möglich wäre. Ohne explizit den Auftrag dazu zu geben, lädt man den Klienten ein, die Angelegenheit, die bisher als problematisch betrachtet wurde, von der positiven Seite zu sehen. Die Intervention wirkt, weil man fast immer etwas Gutes findet! Die Veränderung des Fokus' führt dazu, dass der Beobachter automatisch das, was er beobachtet, anders wahrnimmt und plötzlich Positives an Stellen sieht, wo er bisher nur Negatives sah.

Der Klient wird eingeladen, „seine andere Seite" oder die andere Seite des Problems zu sehen.

Ganz nebenbei wird die Motivation für Therapie gesteigert, weil Therapie ihre Bedrohlichkeit verliert. Es geht nicht mehr nur um „Probleme wälzen", sondern um „Gutes finden". Außerdem macht es vor allem Kindern Spaß mitzubekommen, dass Eltern auch mal Hausaufgaben bekommen und sie dabei von ihren Kindern beobachtet werden (siehe S. 97).

Methode

Beobachtungsaufgaben können sowohl zur Selbst- als auch zur Fremdbeobachtung eingesetzt werden. Der Klassiker unter den Selbstbeobachtungsaufgaben ist:

„Achte doch bitte bis zum nächsten Termin darauf, wo du mit dem, was du gemacht hast, zufrieden warst. Und mache bitte ein paar Notizen dazu, damit wir das, was du beobachtet hast, beim nächsten Mal besprechen können."

Diese Beobachtungsaufgabe kann natürlich auch zur Fremdbeobachtung eingesetzt werden:

„Achten Sie bitte darauf, was Ihnen bei Ihrem Sohn gefallen hat!"

Tipp

- Es geht immer um lösungs- bzw. ressourcenorientierte Aufgaben, nie um das Beobachten von Defiziten.
- Bitten Sie zuvor um die Erlaubnis, eine Hausaufgabe mitgeben zu dürfen!

Indikation

1. Eignet sich besonders bei eher defizit-orientierten Systemen und hat seinen Stellenwert in verschiedenen Settings:

   - **Einzeltherapie:**

     „Was gefällt dir an dem, was du tust?"

     Es macht auch viel Sinn, die Abwesenheit eines Symptoms beobachten zu lassen:

     „Beobachte doch bitte bis zum nächsten Mal, wann du keine Angst hast!"

   - **Paartherapie:**

     Eltern- oder Ehepaare, die mit einander im Clinch liegen, kann man gut damit beauftragen, sich gegenseitig dahingehend zu beobachten, was ihnen Positives beim Partner aufgefallen ist, z. B. im Hinblick auf Beteiligung an der Kindererziehung:

     „Frau X., beobachten Sie bitte bis zum nächsten Mal, was Ihnen bei Ihrem Mann in seiner Rolle als Vater gefallen hat!"

     Und natürlich umgekehrt!

     Aber auch Paaren „ohne Anhang" kann man mit einer Beobachtungsaufgabe „auf die Sprünge" helfen:

     „Beobachten Sie bitte bis zum nächsten Mal, was Ihnen an ihrem Partner gefallen hat. Und reden Sie bitte nicht darüber. Über alles dürfen Sie reden, nur darüber nicht …"

     Das Nicht-darüber-reden-dürfen macht es spannender und lässt die Klienten die Aufgabe noch konzentrierter erledigen. Der nächste Termin sollte daher nicht zu weit entfernt sein (maximal ein bis zwei Wochen).

   - **Familientherapie:**

     Auch und gerade in der Arbeit mit Familien kann man mit Beobachtungsaufgaben viel erreichen: Kindern macht es viel Spaß, ihre Eltern dabei zu beobachten, ob und wie sie ihre Hausaufgaben machen …

     Eltern, die sich als defizitär in der Erziehung empfinden, könnten folgende Beobachtungsaufgabe bekommen:

     „Beobachten Sie doch bitte, wann es Ihnen gelingt, sich den Kindern gegenüber durchzusetzen!"

     In der nächsten Sitzung wird das Ergebnis der Beobachtung veröffentlicht, verbunden mit der Frage:

„Wie haben Sie das geschafft?"

- **Gruppentherapie:**

  Bei Gruppentherapien ist die Intervention sehr gut für Gruppen geeignet, deren Mitglieder sich zwischen den Sitzungen regelmäßig sehen, aber nicht, wenn diese nur zu den Treffen zusammenkommen (Caby, 2002).

Kontraindikation

Soweit bekannt, keine. Bitte Vorsicht bei psychotischen Klienten, die sich womöglich in einem anderen Wahrnehmungsrahmen befinden!

Setting

ET; FT; GT; PT

Verordnen von Symptomen (Paradoxe Intervention)

Idee

Es hat immer etwas Überraschendes und Verstörendes, wenn das Symptom, weshalb Klienten kommen, plötzlich vom Behandelnden verschrieben wird. Das Symptom verliert dadurch entweder seine Attraktivität *(„Ich mache doch nicht das, was er will!")*, oder das Symptom wird als Hausaufgabe instrumentalisiert und macht daher keinen Spaß mehr.

Das, womit die Klienten ihr Umfeld (System) im negativen Sinne beeindruckten, wird jetzt zum Therapieziel! Das Kind oder der/die Jugendliche wird zum gehorsamen Musterkind, indem es genau das macht, weshalb es gekommen ist!

Ein anderer Aspekt ist, dass die Klienten jetzt bewusst steuern sollen, was sie bisher sehr impulsiv gemacht haben. Sie lernen somit, kontrolliert impulsiv zu sein, und gehen mit ihren Impulsen kognitiv anders um als bisher. Indem sie außer der Reihe impulsiv sein müssen, gewinnen sie Kontrolle über ihr Handeln.

Wenn man das Symptom, mit dem Betroffene schon so lange zu tun haben, gezielt „verordnet", zielt man darauf ab, diesem das Gefühl der Beherrschbarkeit des Symptoms zu vermitteln.

Die anderen Beteiligten am Problemsystem – die Beobachter – bekommen eine Suchaufgabe: *„Achten Sie bitte genau darauf, ob die Hausaufgabe auch gemacht wird, am besten sogar mit schriftlichem Protokoll!"* Das Symptom wird dadurch zum begehrten Objekt, so dass es nicht mehr als störend empfunden wird. Es bekommt sogar etwas Attraktives für die bisherigen Leidtragenden.

Retzlaff (2008) empfiehlt, dem Klienten zu erläutern, warum eine solche paradoxe Verordnung Sinn macht:

„Bei Ihrem Problem ist es sehr wichtig, genau zu wissen, wie das Problem aussieht. Daher ist es wichtig, es noch einmal zu wiederholen."

Methode

Das Symptom, das als störend empfunden wird, wird verordnet. Es ist unter Umständen bei dieser Intervention wichtig, einen Beobachter im System zu bestimmen, der darauf aufpasst, wie die Verordnung umgesetzt wird.

Beispiel:

Ein Kind wird wegen „ständigen Lügens" vorgestellt. Die Aufgabe könnte lauten:

„Bist du bereit, eine Hausaufgabe zu machen, die etwas ungewöhnlich ist?

Könntest du bitte bis zum nächsten Termin mindestens fünf Mal täglich lügen?

Es müssen aber so eindeutige Lügen sein, dass sie auffallen.

Deine Eltern haben die Aufgabe herauszufinden, welche Lügen das waren!"

Für den Therapeuten ist dies eine sogenannte „No-lose-Aufgabe": Wenn der Klient die Aufgabe erledigt, hat er im Sinne der Therapie gehandelt, wenn er sie nicht erledigt, ist das Symptom verschwunden.

➲ Tipp

Diese Bitte wird einem selten abgeschlagen: vor allem wenn man vorher fragt, ob man eine etwas verrückte Aufgabe mitgeben darf.

Ergebnis: Die Spannung steigt, und die Klienten machen gerne mit.

Indikation

1. Patienten in der Trotzphase reagieren im Sinne des Therapeuten, indem sie keine große Lust verspüren, das zu tun, was der Therapeut möchte, und beweisen damit, dass es auch ohne Symptom geht.
2. Kinder, die notorisch lügen oder andere provozierende oder störende Verhaltensweisen an den Tag legen …
3. Kinder und Jugendliche, die „Ausraster" bekommen: Kanalisierte Ausraster sind keine Ausraster mehr.
4. Kinder, die Wutanfälle bekommen, bekommen den Auftrag, zu bestimmten Zeiten einen Wutanfall zu bekommen und, wenn es geht, auch noch zwischendurch. Die Eltern registrieren die Wutanfälle und berichten beim nächsten Termin.
5. Auch bei besonders hochstreitbaren Paaren oder Systemen kann man paradox anhand des Symptoms intervenieren. Eine Voraussetzung ist allerdings eine einigermaßen gute Compliance.

   Man kann z. B. folgenden Auftrag erteilen:

   „Ich möchte um Erlaubnis bitten, Ihnen eine etwas erstaunliche Hausaufgabe mitzugeben. Und zwar habe ich eben mitgekriegt, wie gut Sie streiten können. Daher möchte ich Sie bitten, jeden Tag um 18.15 Uhr zu streiten! Treffen Sie sich bitte dann und streiten Sie für maximal 5 Minuten."
6. Eine **Sonderindikation** stellen Panikattacken oder alle „Zustände" dar, die anfallartig auftreten, von denen die Klienten berichten, sie würden „über sie/ihn kommen". Hier kommt es darauf an, sich die Anfangs-„Aura" schildern zu lassen. Panikattacken kündigen sich oft vorher an.

Das trifft übrigens auch auf die sog. Ausraster oder Kontrollverluste zu.

Lassen Sie sich genau schildern, woran die Klienten merken, dass eine Panikattacke o. ä. „unterwegs“ ist:

„Womit fängt die Attacke an?

Woran merken Sie / merkst du, dass eine Panikattacke kommt?“

Wenn die Klienten das Gefühl beschreiben und/oder im Körper lokalisieren können, verordnen Sie dieses Gefühl beispielsweise dreimal täglich, mit dem Zusatz, die dann aufkommende Attacke wieder abzubrechen.

Sehr wichtig ist es, diese Aufgabe gemeinsam mit dem Klienten im Gespräch zu üben. Er muss sich dann auf ein Gefühl konzentrieren, das ihm bisher Angst gemacht hat. Daher ist es gut, ihn zu bitten, es erst einmal in Ihrer Anwesenheit zu machen, damit der Betroffene sich nicht alleingelassen fühlt.

Die Klienten erlangen auf diese Weise die Sicherheit, diesem Anfangsgefühl nicht mehr ausgeliefert zu sein, weil es ihnen gelingt, den sonst automatischen Übergang in die Krise oder in die Attacke zu durchbrechen. Die „Aura“ wird von der Attacke losgekoppelt, und die Klienten gewinnen Kontrolle über das Symptom.

Beispiel aus der Ambulanz:

Thea, 17, wurde vorgestellt weil sie dem vorher behandelnden Psychotherapeuten etwas „komisch“ vorkam. Sie zeigte eine Mischung aus Angststörung, Panikattacken und Desorientierung im Sinne einer paranoiden „Verklärung“.

Sie kam in Begleitung ihres 19-jährigen Bruders Sebastian. Ihn fragte ich im Laufe des Gespräches, worüber die Familie sich nun am meisten Sorgen machen würde. Er antwortete, dass alle inzwischen damit leben gelernt haben, dass Thea ihre „Anfälle“ bekäme und alle darauf warten würden, dass sie kämen. Der Tagesablauf wäre praktisch darauf abgestimmt, weil diese Anfälle Stunden anhalten konnten.

Thea bestätigte dies, und für sie war das auch das dringendste Problem. Ich fragte sie, ob sie diese Anfälle kommen fühlt.

Sie bestätigte dies und meinte, dass sie Beklemmungen in der Brust bekäme.

Als ich fragte, ob es denn möglich sei diese „Beklemmungen“ auch jetzt zu bekommen, antwortete sie, dass sie das nicht wisse und auch nicht könne oder möchte, weil sie dann einen Anfall bekäme. Der Bruder schaute plötzlich ganz verängstigt und rückte etwas von seiner Schwester ab, wohl ahnend, was passieren würde …

Ich konnte sie beruhigen und sie ließ sich darauf ein: Nach wenigen Sekunden war das Gefühl der Beklemmung da und sie bekam sofort eine Panikattacke, die aus Schreien, Weinen und Zittern bestand. Sie wurde sehr unruhig. Sebastian war verzweifelt und entrüstet zugleich.

Nach einer Minute legte ich ihr die Hand auf das Knie und sagte *„Stopp! Es war nur von Vorgefühl die Rede!"* Der Anfall war wenige Sekunden später vorbei.

Sebastian war völlig überrascht und sprachlos. Das blieb er auch als ich die Klientin bat, am gleichen Abend um halb zehn den gleichen Anfall noch einmal zu bekommen.

Am nächste Tag rief sie an, um zu melden, dass es gut geklappt hatte. Sie konnte nach eine Minute wieder aufhören ...

Das wäre allerdings nicht gelungen, wenn sich kurz vorher in der Sitzung nicht folgende Begebenheit zugetragen hätte: Thea zitterte während der gesamten Sitzung auffällig mit dem rechten Bein.

Als ich sie fragte, was passieren würde, wenn sie das Bein stillhalten würde, sagte sie:

„Dann geht es mit dem Kopf los!"

„Kannst du mir das mal zeigen?"

Es ging sofort ein Schauspiel von Grimassieren, Zunge herausstrecken und Kopfschlagen los, was nach wenigen Sekunden aufhörte. Dadurch war mir klar, dass sie eine hohe Bereitschaft hatte, sich auf meine Vorschläge einzulassen, so dass der Boden für die nächste Intervention bereitet war ...

Kontraindikation

Einkoten oder alle anderen unangenehmen Symptome, die die Compliance des gesamten Klientensystems gefährden könnten, wenn die Hausaufgabe tatsächlich umgesetzt wird – was wir ja schließlich wollen.

Auf gar keinen Fall anwenden bei selbstschädigendem, fremdgefährdendem oder süchtigem Verhalten!

Solange das präsentierte Problem keinen ethisch verwerflichen oder kriminellen Hintergrund hat, ist die Intervention bedenkenlos bei jeglicher Problemlage einzusetzen. Der Klient muss aber in der Lage sein, dem Ganzen zu folgen.

Setting

ET; FT; PT

Utilisation: Zeig (2006) verordnet im Rahmen der Hypnose nach Erickson, während des Gesprächs das von ihm beobachtete Verhalten des Betroffenen, um ihn in Trance zu versetzen. Er schafft damit ausgezeichnete Voraussetzungen für Veränderung.

Ein Beispiel:

Der Klient trommelt mit den Fingern auf dem Tisch.

Therapeut/Berater:

„Wenn Sie mit Ihren Fingern noch schneller trommeln, dann achten Sie auf den Rhythmus Ihrer Bewegungen!

Und wenn Sie auf den Rhythmus Ihrer Bewegungen achten, achten Sie darauf, wie er sich verändert! Sie merken, wie der Rhythmus langsamer wird.

Atmen Sie jetzt tief ein und aus! Kommen Sie zur Ruhe!"

Verordnen von Veränderung

Idee

Die Aufgabe lenkt vom aktuellen Problem ab, suggeriert, dass Veränderung jederzeit möglich ist, „positive Veränderung"; und es macht auch noch Spaß ...

Meistens wird beim Folgetermin dann über die verschiedenen positiven „Veränderungen" diskutiert, die alle bemerkt haben.

Oft sind es gute Abläufe, die vorher schon da waren, nur nicht mehr auffielen, weil sie selbstverständlich geworden sind. Die geplante Veränderung geht oft in einem Meer von guten Beobachtungen unter ...

Aber genau das war ja gewollt!

Methode

Nicht nur Kinder machen es gerne spannend ...

Wenn man im Gespräch mit dem Klienten und seinem System feststellt, dass es diesem System gut täte, gezeigt zu bekommen, was Veränderung bewirken kann, aber man nicht darüber erzählen möchte, sondern alle Beteiligten selbst in den Genuss von Veränderung bringen möchte, ist diese Intervention genau richtig! Die Intervention bezieht alle mit ein!

Man bittet z. B. das Kind, bis zum nächsten Termin irgendetwas zu verändern, wovon alle sagen werden, es sei eine gute Veränderung. Natürlich unter dem Siegel der Verschwiegenheit!

Das Kind schreibt dem Therapeuten oder Berater – wenn es schon schreiben kann – auf oder flüstert ihm ins Ohr, was es verändern möchte, damit dieser als „Schiedsrichter" beim nächsten Termin überprüfen kann, ob alle ihren Job gut gemacht haben.

Die Aufgabe für die Eltern oder Geschwister (oder sonstige Bezugspersonen) lautet:

„Ich möchte Sie/euch bitten, bis zum nächsten Termin durch intensive Beobachtung herausfinden, was Ihr Sohn/Ihre Tochter/ ... wohl verändert hat! Ich garantiere Ihnen, es ist eine Veränderung, die Sie gut finden werden."

Es ist eine klassische Win-Win-Aufgabe: Beim nächsten Termin haben die Eltern entweder die Veränderung oder andere positive Entwicklungen herausgefunden, man lobt das Kind für die tolle Arbeit und die Eltern für den ausgezeichneten Spürsinn.

Oft haben die Eltern/Bezugspersonen viel Gutes beobachtet, aber nur nicht die Veränderung, die gemeint war: Das Kind wird für das, was positiv war, gelobt und bekommt die Aufgabe, die ursprünglich geplante Veränderung bis zum nächsten Mal noch viel deutlicher zu machen, damit es den Beobachtern erleichtert wird, die Veränderung herauszufinden.

➲ Tipp

Die Aufgabe eignet sich besonders gut als Beobachtungs- oder Hausaufgabe! Nicht nur in der Arbeit mit Kindern, sondern auch in Paartherapien erzeugt diese Aufgabe eine positive Spannung, die plötzlich eine Therapie in Bewegung bringen kann. Das Verordnen von Veränderung sollte immer mit einer Selbst- oder Fremdbeobachtung verbunden werden.

Beispiel

Eine Mutter kommt, weil ihr Kind mal wieder Bauchschmerzen hat, und sie berichtet nebenbei vom Streit mit ihrem Mann: Sie könne die Uhr danach stellen, wer wann wie worauf reagieren werde. Die ewigen Streitszenen zermürbten sie und ihren Mann, und sie denke, dass die Bauchschmerzen etwas mit dem Streit zu tun hätten.

Eine erfolgreiche Aufgabe hier könnte lauten (nachdem man sich danach erkundigt hat, ob dieser „Tanz" tatsächlich fast stereotyp aufgeführt wird):

„Sobald der Streit anfängt, machen Sie mal etwas anderes.

Fangen Sie an zu singen oder hüpfen Sie! Oder klatschen Sie in die Hände!

Suchen Sie sich etwas heraus, das ihren Mann befremden wird."

Diese Aufgabe ist auch in der Rubrik „Musterunterbrechung" zu finden (s. S. 73).

Indikation

Alle Systeme, denen Veränderung guttäte, profitieren von dieser Aufgabe. Sie ist in den folgenden Settings indiziert:

Einzeltherapie:
„Verändern Sie etwas und beobachten Sie, wie es Ihnen damit geht!"

Oder:

„Verändern Sie etwas und beobachten Sie, wie die anderen reagieren!"

Familientherapie, Paartherapie:
Viele Paare haben Lust auf Neues, wissen es aber noch nicht ... Mit der Aufgabe bekommen sie eine Ahnung davon, was alles noch möglich wäre.

Gruppentherapie im stationären oder teilstationären Setting:
In der Klinik leben Klienten in einer Gruppe und beobachten sich daher ständig. Diese spontane Beobachtung hat üblicherweise den Fokus auf die Defizite. Durch diese Aufgabe kann man den Fokus der Gruppe verändern.

Die Gruppendynamik wird dafür sorgen, dass plötzlich sehr viele neue, positive Aspekte auftauchen, die sowohl das Gruppenleben bereichern, als auch in die jeweiligen Klientensysteme getragen werden können.

Gruppentherapie im ambulanten Setting ist weniger gut geeignet, weil die Teilnehmer keine Gelegenheit bekommen, sich zwischen den Gruppensitzungen zu beobachten.

Kontraindikation

Wenn in einer Familie eine feindselige Stimmung herrscht, hat diese Aufgabe zunächst keine Chance. Es müsste zuerst an einer etwas milderen Stimmung im Vorfeld der Aufgabe gearbeitet werden.

Setting

ET; FT; GT; PT

Der Veränderungsdetektiv

Idee

siehe „Verordnen von Veränderung" (s. S. 83).

Methode

Die Methode ist ähnlich wie das Verordnen von Veränderung, aber jetzt gehen die Kinder auf die Suche nach Veränderungen bei den Eltern.

Diese Intervention macht Sinn, wenn die elterliche Feinabstimmung im erzieherischen Verhalten nicht stimmt oder klassische Beschwerden auftauchen, z. B. wenn eine Mutter sich mit der Erziehung der Kinder alleingelassen fühlt. Die Intervention belebt das gemeinsame Handeln, wenn sich so etwas wie „Burn-Out" in der Erziehung eingeschlichen hat: Eltern sind des Erziehens müde. Die Aufgabe bringt ein bisschen mehr Spaß in die Gesamtsituation.

Beide Eltern müssen sich eine Veränderung ausdenken (und schriftlich festlegen), von der sowohl die Kinder, als auch der Partner sagen werden, dass es ein gute Veränderung ist.

Tipp

Beim schriftlichen Fixieren der jeweils geplanten Veränderung bekommt man als Therapeut oder Berater mit, was die Klienten vorhaben und ob die geplante Veränderung realistisch ist. Wenn dies nicht der Fall sein sollte, bitte beim „Veränderer" rückversichern, ob das Vorhaben realisierbar ist.

Ein Vater wollte sich z. B. jeden Tag mit seiner Frau über die Kinder unterhalten, nachdem diese sich gerade darüber beschwert hatte, dass das noch nie passiert sei. Als bezweifelt wurde, ob das realistisch wäre, hat er sich erstmal auf das Wochenende beschränkt …

Es ist gut möglich, den „Veränderungsdetektiv" mit der Wunderfrage (s. S. 60) zu verbinden. Wenn Sie in der ersten Sitzung beispielsweise einer dreiköpfigen Familie die Wunderfrage gestellt haben sollten, dann könnte folgende Aufgabe Sinn machen:

„Ich bin beeindruckt von der Klarheit, mit der Sie die Wunderfrage beantwortet haben. Ich möchte Sie daher bitten Folgendes zu tun: Jeder von Ihnen soll sich in Gedanken einen Wochentag aussuchen, an dem er so tun wird, als ob das Wunder schon passiert sei. Sie schreiben mir den Tag bitte auf. Ihre Hausaufgabe ist es nun herauszufinden, an welchen Tagen die anderen ihren Wundertag gehabt haben werden. Beim nächsten Termin schauen wir dann ob Sie es herausgefunden haben."

Indikation

Siehe „Verordnen von Veränderung“ (s. S. 83)

Kontraindikation

Keine

Setting

ET; FT; GT (stationär)

Verordnen dessen, was der Klient schon gut macht!

Idee

Indem man verordnet, was der Klient schon gut macht, wird er gezwungen, sich mit dem, was er tut, bewusst auseinanderzusetzen: Wie mache ich das, was ich mache?

Das Verordnen führt dazu, dass der Klient tatsächlich mehr davon tun wird. Das symptomatische Verhalten wird automatisch weniger auftreten! Das was Retzlaff über das Problem sagte (siehe oben), trifft natürlich auf das „Nicht-Problem" zu!

Diese Aufgabe gehört ebenfalls zu den paradoxen Interventionen.

Methode

Diese Intervention ist in mehreren Richtungen möglich:

Bei der Erörterung des Problems fällt auf, dass schon sehr vieles gut läuft:

„Sie haben mir eben geschildert, wie einiges von dem, was Sie tun, schon gut läuft. Das tun Sie bislang circa anderthalb Stunden täglich. Könnten Sie das auch drei Stunden lang?"

Oder:

„Tun Sie mehr von dem, was gut läuft!"

- **Utilisation:** Zeig (2006) verordnet im Rahmen der Hypnose nach Erickson während des Gesprächs das von ihm beobachtete Verhalten des Betroffenen, um ihn in Trance zu versetzen. Er schafft damit ausgezeichnete Voraussetzungen für Veränderung.

  Ein Beispiel:

  Der Klient trommelt mit den Fingern auf dem Tisch:

  Therapeut/Berater:

  „Wenn Sie mit Ihren Fingern noch schneller trommeln, dann achten Sie auf den Rhythmus Ihrer Bewegungen!

  Und wenn Sie auf den Rhythmus Ihrer Bewegungen achten, achten Sie darauf, wie er sich verändert! Sie merken, wie der Rhythmus langsamer wird.

  Atmen Sie jetzt tief ein und aus! Kommen Sie zur Ruhe!"

➲ **Tipp**

Wegen der ungewöhnlichen Aufgabenstellung auch hier um Erlaubnis für „die etwas andere" Aufgabe bitten. Es wäre gut, diese Intervention nur dann anzuwenden, wenn man die Klienten gut kennt.

Es macht übrigens keinen Sinn zu erklären, was eine paradoxe Intervention ist!

Indikation

Solange das präsentierte Problem keinen ethisch verwerflichen oder kriminellen Hintergrund hat, ist es bedenkenlos bei jeglicher Problemlage einsetzbar. Der Klient muss aber in der Lage sein, dem Ganzen zu folgen.

Für die Verordnung dessen, was der Klient schon tut, gibt es keine Einschränkungen. Man greift letztlich nur das auf, was der Klient selbst macht und was grundsätzlich in Ordnung ist.

Kontraindikation

Die paradoxe Intervention ist eine Intervention, die meistens in eine Psychotherapie eingebettet ist, so dass sie in der alltäglichen Praxis nur selten zum Zuge kommt. Deshalb nur verwenden, wenn man sich wirklich sicher ist!

Setting

ET; FT; GT; PT

Das Verordnen der Nicht-Veränderung

Idee

Der Auftrag, nichts zu verändern, führt automatisch zu einem Überdenken dessen was man tut. Das wiederum erzeugt Veränderung. Es ist ein bisschen vergleichbar mit der Frage an den Tausendfüßler: *„Erklären Sie mir doch bitte, wie Sie das mit Ihren tausend Füßen geregelt bekommen, ohne zu stolpern."* Auch diese Intervention gehört zu den paradoxen Interventionen: Indem man dem Klienten diese Aufgabe mitgibt muss dieser sich Gedanken darüber machen, wie er die Dinge bisher gemacht hat, damit er sie nicht versehentlich verändert.

Methode

Wenn es um die Compliance des Klienten vermeintlich nicht gut steht, kann man diese Aufgabe mitgeben. Obwohl man dem Klienten keine Veränderung zutraut, bekommt er eine Aufgabe mit, die seinen Mangel an Compliance außer Kraft setzt und das Risiko birgt, dass er vor lauter darüber Nachdenken nichts verändern zu dürfen, doch etwas verändert! Oder er verändert etwas, weil er nichts verändern darf!

Manchmal fällt einem als Therapeut nicht allzuviel ein, wenn man die Idee hat, dem Patienten/Klienten täte es gut, eine Hausaufgabe mitzubekommen. Dann ist die Nicht-Veränderungsaufgabe eine Möglichkeit.

Beispiele

Der Klient kommt wegen eines schwerwiegenden Problems, mit dem man ihn am liebsten gleich an den Spezialisten verweisen würde. Wegen der langen Wartezeiten muss man in der Zwischenzeit irgendetwas machen. Eine Möglichkeit wäre:

„Ihr Problem ist so gravierend, dass ich Ihnen empfehlen würde, bloß nichts zu verändern, bis die wirklichen Spezialisten Sie weiterbehandeln können. Bitte ändern Sie bis dahin nichts, machen Sie genauso weiter wie bisher!"

Oder:

„Es ist wirklich wichtig bis zu unserem nächsten Termin nächste Woche nichts zu verändern! Dann können wir nächste Woche an dem Punkt, wo wir jetzt stehen, weiterarbeiten!"

Indikation

Siehe „Methode"

Kontraindikation

Keine. Vorsicht mit Kindern! Sie könnten es falsch verstehen und es als „Freifahrtschein" auffassen. Bei einem sehr belasteten System würden wir davon abraten. Wenn das System noch genügend Reserven hat, ist es kein Problem, weil man das störende Verhalten beim nächsten Termin als „gelungene Hausaufgabe" betrachten kann. Das Kind kann dann sogar für sein störendes Verhalten von seinen Eltern gelobt statt getadelt werden. Ein belastetes System würde u. U. ein Complianceproblem bekommen.

Setting

ET; FT; GT; PT

Das Verordnen von problemfreien Zeiten oder Räumen

Idee

Auch diese Aufgaben sind dazu gedacht, den Klienten das Gefühl zu vermitteln, Einfluss auf das Symptom zu haben und nicht mehr von ihrem Problem beherrscht zu werden.

Sowohl die zeitliche als auch die räumliche Variante lassen Progredienz zu. Sie erlauben es dem Klienten auch, mit einer selbst gewählten Geschwindigkeit vorzugehen, da er selber die Zeiten oder Räume, in denen er auf sein Problem verzichtet, festlegen bzw. darüber verhandeln kann.

Methode

Mit dem Klienten werden **Zeiten** festgelegt, in denen das Problem stattfinden darf. Es empfiehlt sich, sich dabei den Gewohnheiten des Klienten bzw. des Systems anzupassen.

Die Aufgabe könnte dann beispielsweise bei einem Zwangspatienten (siehe auch dort) lauten:

„Wann hast du deine Zwänge nicht?"

„Was machst du denn in der Zeit?"

„Was meinst du, wie viel Zeit du schaffst, ohne deine Zwänge haben zu müssen?"

Falls es sich dabei um wenige Minuten handelt, bitten Sie den Klienten, die Zeit zu verdoppeln.

„Wenn du die Zeit verdoppelt hast, kannst du deine Zwänge wieder haben.

Achte bitte mal darauf, wie es dir in der Zeit ohne Zwänge ergeht."

Statt die Verordnung auf Zeiten zu beziehen, kann man sie auch auf **Räume** beziehen. Dafür zeichnet man am besten einen Grundriss des Wohnhauses bzw. des Apartments oder der Wohnung. Der Klient sucht sich einen Raum aus, in dem er sich vornimmt, keine Zwänge zu haben. Sobald er sich in diesem Raum befindet, gibt er seine Zwänge auf.

Bei der Raum-Variante macht es auch Sinn, ihn vorher danach zu fragen, in welchen Räumen er sich das am besten vorstellen kann.

Indikation

Diese Intervention kann man bei folgenden Problemen einsetzen:

- Angst

- Verhaltensauffälligkeiten, wie beispielsweise Nägelkauen, Daumenlutschen usw.
- Zwänge
- Streit bzw. Disharmonie

Man kann im Übrigen sowohl für Familien als auch für Paare oder sonstige Systeme **„streitfreie Zeiten"** aushandeln bzw. **Räume** festlegen, in denen nicht gestritten werden darf.
Es empfiehlt sich, Schiedsrichter zu ernennen, die für die Einhaltung der Absprachen sorgen.
So kann man z. B. jedes Mal einen neuen Schiedsrichter bestimmen, der darauf zu achten hat, dass die festgelegten Zeiten bzw. die festgelegten Räume tatsächlich streitfrei bleiben.
Eine Steigerung wäre, Zeiten festzulegen, in denen gestritten werden muss. Auch das geht! (Siehe nächstes Kapitel)
(Auch dies gehört zu den sogenannten Paradoxen Interventionen s. S. 78)

➲ Tipp

Für diese Aufgabe muss es, ähnlich wie beim Vorhersagekalender (s.u.), Ausnahmen vom Problem geben. Es ist schwierig, symptomfreie Zeiten bzw. symptomfreie Räume festzulegen, wenn das Problem immer da ist.

Wenn man sich versichert hat, dass es die Ausnahmen vom Problem gibt, ist es wichtig, die Geschwindigkeit des Klienten zu respektieren. Wenn er sich von vornherein auf geringe symptomfreie Zeiten festlegt, ist es angebracht, ihn mit genauso kleinen Schritten weiter zu begleiten.

Kontraindikation

Es ist wichtig, im Vorfeld eine gute Diagnostik durchgeführt zu haben, wenn man diese Aufgabe z. B. bei Zwangserkrankungen durchführen will.

Bei Tics funktioniert die Aufgabe zwar gelegentlich auch, aber Tics sind unwillkürliche Bewegungen, die man nicht grundsätzlich steuern kann.

Sonst sind keine Kontraindikationen bekannt.

Setting

ET; FT; PT

Der Vorhersage-Kalender

Idee

Das Vorhersagen eines Problems lenkt zum einen vom Problem ab – die Vorhersage-Fähigkeit ist das, was interessiert. Darüber hinaus nimmt es dem Klienten den negativen Druck, der vom Problem ausgeht, weil es – gekoppelt mit einer richtigen Vorhersage – plötzlich einen Erfolg darstellt.

Des Weiteren wird dem Problem die Emotionalität genommen, weil man es auf die nüchterne Feststellung der Richtigkeit einer Vorhersage reduziert. Es entsteht nicht zuletzt beim Klienten schleichend das Gefühl, vielleicht doch nicht ganz ohne Einfluss zu sein.

Es ist im Übrigen eine Aufgabe, mit der man als Therapeut oder Berater nicht verlieren kann, weil entweder die Vorhersagen stimmen oder das Problem weniger geworden ist.

Rückmeldungen von Familien bestätigen, dass sie durch die Aufgabe erst einmal wieder Luft zum Atmen bekamen und sich „anders" um ihr Kind kümmern konnten. Das Problem wird vorübergehend außer Kraft gesetzt. Es steht jetzt die Vorhersage im Vordergrund.

Methode

Das Führen von Kalendern ist aus diagnostischen Gründen bei vielen Krankheitsbildern sehr verbreitet. Es geht dann meistens darum, dass der Behandelnde oder der Berater Informationen über Häufigkeiten (z. B. Einnässen) oder Intensitäten (z. B. Schmerzen) bekommt.

Man kann einen Kalender aber auch als therapeutisches Mittel nutzen, und zwar wenn man ihn mit der Vorhersagefähigkeit verbindet:

Ein **Beispiel**:

Das Kind erhält die Aufgabe, z. B. abends bevor es ins Bett geht, vorherzusagen, ob es am nächsten Morgen trocken oder nass sein wird. Es soll die Vorhersage abends in einen Kalender eintragen und am nächsten Morgen daneben schreiben, ob die Vorhersage gestimmt hat oder nicht.

„Kannst du das bis zu unserem nächsten Termin so weitermachen?

Ich möchte nämlich wissen, ob du ein guter Vorhersager bist!"

Beim nächsten Termin zählt man die richtigen Vorhersagen oder die trockenen Tage.

Das, was am erfolgreichsten ist, bestimmt die Rückmeldung, die man gibt. Wenn der Klient gut vorhergesagt hat, dann wundert man sich darüber und erklärt, sehr gespannt zu sein, ob das beim nächsten Mal noch so sein wird.

Wenn ein Kind plötzlich weniger eingenässt hat – was meistens der Fall ist –, dann weiß man, dass das Kind durch die Ablenkung des Vorhersagens trockener geworden ist.

„Mehr davon" lautet die Devise, allerdings gekoppelt an die Exploration, wie der Erfolg denn geschafft wurde. In beiden Fällen bitte das kräftige Loben nicht vergessen!

ABER: Auch wenn die Vorhersagen nicht in hohem Maße stimmen oder das Symptom nicht weniger geworden ist, ist es wichtig, aus der Liste die Erfolge herauszuholen und mit diesen weiterzuarbeiten, nach dem Motto: *„Wie hast du es an dem Tag geschafft, die richtige Vorhersage zu treffen?"* oder *„Wow! Wie haben Sie das denn hinbekommen, dass Sie an diesem Tag die Panikattacke richtig vorhergesagt haben?"*

➲ Tipp

Im Vorfeld bitte immer zwei Sachen prüfen:

- Versteht das Kind, was mit einer Vorhersage gemeint ist? (Als Beispiel kann die Wettervorhersage im Radio oder Fernsehen herangezogen werden. Die meisten Kinder kennen sie!)
- Die Intervention macht nur Sinn, wenn es beim geschilderten Symptom Ausnahmen gibt. Das heißt, dass es auch Tage ohne Problem geben muss, um die Intervention durchführen zu können. Wenn ein Kind immer einnässt, dann machen Vorhersagen keinen Sinn! Wenn das Wetter immer gut wäre, bräuchten wir auch keine Wettervorhersage mehr.
- Möglichst nichts erklären! Wenn doch, dann nicht, indem man erklärt, dass man wissen will, wie gut ein Kind *das Einnässen* vorhersagen kann, sondern dass es darum geht herauszufinden, wie gut es *vorhersagen* kann.

  Es geht um das Vorhersagen, nicht um das Symptom!
- Der Vorhersagekalender ist nicht auf die Arbeit mit Kindern beschränkt. Er wirkt auch bei jungen Erwachsenen.

Indikation

Bei allen Symptomen, die „über einen kommen" oder wovon der Klient behauptet, darauf keinen Einfluss zu haben, wie Einnässen, Einkoten, Panikattacken, Synkopen, Schlafstörungen, Albträume usw.

Kontraindikation

Siehe oben:

Der Klient weiß nicht, was eine Vorhersage ist, oder das Problem ist immer da.

Setting

ET; FT

Hausaufgaben

Idee

Mit den Hausaufgaben sollen die Klienten ein Gespür dafür bekommen, dass Lösungen möglich sind, und den Mut aufbringen, selber weiterzuexperimentieren. Nach jeder Aufgabe, die sie „geschafft" haben, geht es darum, den Klienten zu loben und mit ihm zu eruieren, wie er/sie das geschafft hat:

„Wie haben Sie / hast du das bloß hinbekommen?"

Sobald das Stichwort „Hausaufgaben" fällt, sind vor allem erst einmal Kinder irritiert, weil Hausaufgaben durch die Schule negativ besetzt sind. Sobald sie aber merken, dass nicht nur sie allein oder sogar nur die Eltern allein diese Hausaufgaben aufbekommen, sind sie in der Regel ganz angetan von diesem Vorschlag.

Methode

Durch das Auftragen von Hausaufgaben wirkt der Therapeut oder Berater über den Gesprächskontakt hinaus.

Aber es ist auch hier wie in der Schule: Hausaufgaben machen dann Sinn, wenn sie Spaß machen, Spannung erzeugen und beim nächsten Mal abgefragt werden. Letzteres liegt in der Verantwortung des Therapeuten! Man kann sich nicht darauf verlassen, dass die Klienten uns an die Hausaufgaben erinnern werden! Wenn wir sie vergessen ist die Compliance des Systems gefährdet. Auch hier ist es wie in der Schule.

Es gibt viele Möglichkeiten für das Aufgeben von Hausaufgaben.

Hier einige Vorschläge:

- **Beobachtungsaufgaben** (siehe Seite 75):
  1. *„Beobachten Sie bitte bis zum nächsten Termin, wo sie mit sich zufrieden waren."*
  2. *„Beobachten Sie bitte, was Ihnen an Ressourcen bei Ihrem Kind auffällt."*
  3. *„Beobachten Sie bitte, an welchen Stellen Sie sich als Eltern einig waren." usw.*
- **Veränderungsdetektiv** (siehe Seite 86)
- **Veränderungsaufgaben:**

  „Verändere mal etwas an einem Ablauf zuhause und schau, was passiert."

- **Kreative Aufgaben:**

  „Male bitte das Problem."

  (Als Externalisierungstechnik, um das Problem greifbarer zu machen.)

- **So-tun-als-ob-Aufgaben (s. S. 103):**

  „Tue bitte mal so, als ob das Problem gelöst ist."

- Entspannungsaufgaben:

  „Gönnen Sie sich bis zum nächsten Termin 10 Minuten Pause, in denen Sie tun, was Sie wollen."

Einige **Beispiele**:

In der Arbeit mit Paaren,
die gerade in einer Krise stecken und mit eigenen Mitteln nicht herausfinden, lohnt es sich – nach vertrauensbildender Vorarbeit – das therapeutische Wirken auf die Zeit zwischen den Kontakten auszudehnen.

- Das Paar kann man danach fragen, wo es sich kennengelernt hat. Eine Hausaufgabe könnte sein, es zu bitten, diesen Ort wieder aufzusuchen. Das Organisieren dieser Aufgabe reicht meistens schon, um auch die inhaltlichen konflikthaften Aspekte mit abzudecken. Diese müssen nämlich beiseite gelegt werden, um das zu organisieren. So etwas gelingt allerdings nur, wenn beide mitziehen wollen. Aber da man vorher um Erlaubnis gebeten hat, auch verrückte Sachen machen zu dürfen und beide zugesagt haben, stellt dies meist kein Problem dar.
- Einen Partner kann man bitten, den anderen bis zum nächsten Termin mit irgendeiner Veränderung zu überraschen. Beim nächsten Termin wird dann der andere Partner danach gefragt, ob er etwas gemerkt hat (siehe Veränderungsaufgabe, Beobachtungsaufgabe, Veränderungsdetektiv).

Beobachtungsaufgaben sind in der Paartherapie, wie bereits oben beschrieben, sehr beliebt.

In der **Arbeit mit Schulkindern und Jugendlichen** kann man im klassischen Sinn Aufgaben erteilen, die zwar sehr an schulische Hausaufgaben erinnern, sich aber inhaltlich sehr davon unterscheiden:

Aufgaben könnten sein:

- *„Schreibe bitte bis zum nächsten Mal auf, wofür es sich lohnen könnte, dein Problem zu lösen."*
- *„Beobachte bitte bis zum nächsten Termin, wo du mit dir in der Schule (zuhause) zufrieden bist."*

Es bestehen mehrere Möglichkeiten, **Briefe** verfassen zu lassen:

- **Der Brief aus der Zukunft** (Yvonne Dolan, 1998):
  Der Klient wird gebeten sich vorzustellen, er sei 5, 10, 20 oder mehr Jahre älter und alles sei genauso gut gelaufen, wie er sich das vorgestellt hatte. Die Person, die er dann sein wird, schreibt einen Brief an den Klienten heute, in welchem sie schildert, wie es ihr gelungen ist, so erfolgreich zu sein und wie sie die Klippen umschifft hat, die in ihrem Leben aufgetaucht sind.

  Wichtig ist, dass dieser Brief an den Klienten selbst gerichtet ist und auch von diesem in 5, 10, 20 oder mehr Jahren unterschrieben wird.

- **Der Brief für schlechte Zeiten** (Luc Isebaert, 2005):
  Die Klienten werden gebeten, einen Brief zu schreiben, in dem sie ihre Fähigkeiten, ihre Ressourcen, ihre Erfolgsrezepte usw. zu Papier bringen. Diesen Brief sollten sie gut aufheben und für schlechte Zeiten zur Verfügung halten.

  Variation:
  Um die erarbeiteten individuellen Ressourcen und Fähigkeiten noch weiter zu verankern, kann man darum bitten, den soeben erstellten Brief in einem an sich selbst adressierten Umschlag zu verschließen.
  Der Therapeut kann diesen Brief dann zu einem späteren Zeitpunkt, sowohl zwei Wochen als auch zwei Monate später – je nach persönlicher Lebenssituation – dem Klienten zuschicken.

  Diese Art der Verstärkung hat sich als besonders wirkungsvoll erwiesen.

- **Der Brief an die Krankheit:**
  Im Sinne eines Externalisierens (s. Seite 63) kann man die Klienten auch bitten, einen Brief an ihre Erkrankung zu schreiben. Darin steht, was sie gut finden, was sie schlecht finden, wie sie es bisher geschafft haben, mit ihr umzugehen, wie sie gedenken, demnächst mit ihr umzugehen, was die Erkrankung denkt, was zu tun ist …

➲ Tipp

Wie in der Schule auch: Hausaufgaben werden manchmal nicht gemacht. Dann bitte nicht schimpfen im Sinne von: *„Ja, dann wollen Sie auch nicht, dass es besser wird!"*, sondern:

„Das tut mir leid, dann war es wohl die falsche Hausaufgabe, die ich Ihnen mitgegeben habe."

Indikation

Alle Konstellationen, denen Veränderung guttäte und bei denen man überzeugt ist, dass genügend Ressourcen vorhanden sind, um die Hausaufgabe erledigen zu können.

Kontraindikation

Erschöpfte Patienten/Klienten

Und da man das den Klienten nicht immer ansieht, bitte immer wieder um Erlaubnis fragen, eine Aufgabe mitgeben zu dürfen.

Das Fragen verbessert sowohl die Compliance als auch die Zuversicht beim Klienten.

Wenn der Therapeut dazu neigt zu vergessen, dass er eine Hausaufgabe mitgegeben hat, sollte er sich eine Notiz machen, damit er weiß, dass er beim nächsten Termin nachhaken soll. Es gibt nichts Demotivierenderes als Hausaufgaben, die niemanden interessieren!

Setting

ET; FT; GT; PT

Das Los entscheiden lassen

Idee

Es gibt Klienten, die ihre Verhaltensweisen nicht unter Kontrolle haben. Sie verhalten sich mal so und mal anders und sind damit für ihr Umfeld und für sich selbst unvorhersagbar. Das Leiden ist auf beiden Seiten oft groß. Dann macht es Sinn, ihnen die Entscheidung, wie sie sich verhalten wollen, abzunehmen. Das geht, indem man den Betroffenen vorschlägt, das Los darüber entscheiden zu lassen, wie sie sich am Tag X verhalten werden.

Wenn man diese Aufgabe dann auch noch mit einer Beobachtungsaufgabe für das Umfeld kombiniert, wirkt sie doppelt so gut!

Methode

Manchmal ist es wichtig, dem Klienten ein Mittel an die Hand zu geben, damit er nicht mehr von der eigenen Laune überfallen wird.

Dabei ist das 2-Instanzen-Modell hilfreich:

„Es scheint zwei von dir zu geben: Der Jan, der gesund werden möchte, und der Jan, der krank bleiben möchte. Wie entscheidest du, wann du wer bist? Vielleicht könnte es eine Erleichterung sein, das Los entscheiden zu lassen, wer du sein möchtest?"

Man unterbreitet dem Klienten daher eine Idee:

„Ich habe hier eine Münze. Diese hat bekanntlich zwei Seiten. Die eine Seite steht für den gesunden Jan, die andere für den kranken. Werfe also bitte jeden Morgen die Münze und nehme dir einen Zeugen dazu. Nur ihr beide werdet wissen, was du gewürfelt hast."

„Die anderen müssen am Ende des Tages herausfinden, was du morgens gewürfelt hast."

Fallbeispiel:
Ein 12-jähriger Junge, Asperger-Autist, fiel den Erwachsenen gegenüber durch angepasstes Verhalten, seinen Altersgenossen gegenüber durch extrem provozierendes und abstruses Verhalten auf. Er musste schon zweimal die Schule wechseln, weil keine einzige Klasse bereit war, es weiter mit ihm auszuhalten.

M. konnte sein Verhalten nicht erklären und wurde stationär aufgenommen, wo er innerhalb kürzester Zeit das gleiche Verhalten an den Tag legte und die gleichen Erfahrungen machte: Die anderen Jugendlichen auf der Station wollten mit ihm nichts zu tun haben. Er war schier verzweifelt, weil er den Eindruck bekam, je mehr er versuchte, es richtig zu machen, desto schlimmer wurde es. Die Betreuer berichteten allerdings von positiven Veränderungen ihnen gegenüber.

Da M. immer noch nicht wusste, wie er sein Verhalten steuerte, vereinbarten wir mit ihm, jeden Morgen eine Münze in Anwesenheit eines Mitarbeiters zu werfen. Abends mussten die anderen Mitarbeiter raten, welche Münze er morgens geworfen hatte.

Es fiel ihm nicht schwer, „der Gute" zu sein, schwieriger war es, „der Andere" zu sein. Als „der Andere" musste er seine alten Verhaltensweisen wieder an den Tag legen, was ihm nicht sonderlich gut gelang, so dass die Mitarbeiter abends meistens meinten, das Los habe für den Guten entschieden.

➲ Tipp

Statt einer Münze kann man auch einen Würfel (siehe Abbildung 5) entscheiden lassen. Der Würfel bietet die Möglichkeit, sehr viel differenzierter den verschiedenen Instanzen Raum zu geben.

Da es sechs Möglichkeiten gibt, ist beispielsweise Folgendes denkbar:

Bei den geraden Zahlen ist der Gute dran, bei den ungeraden der Andere. Oder als Steigerung: bei 1, 2, 3 und 4 ist der Gute dran, bei 5 und 6 der Andere. So kann man von Termin zu Termin die Belastung verändern, je nachdem was dem Klienten am leichtesten fällt. Da Veränderung meistens schwierig ist, empfiehlt es sich, die Veränderung nur bei einer von sechs Würfelzahlen stattfinden zu lassen. Wenn der Klient das gut schafft, erhöht man die Wahrscheinlichkeit auf zwei von sechs, usw. ...

Indikation

Bei allen Klienten, die scheinbar keinen Einfluss auf ihr Verhalten haben, lohnt es sich, über diese Losentscheidung nachzudenken.

Kontraindikation

Wenn „der Andere" zu aggressiven Ausbrüchen und selbst- oder fremdgefährdetem Verhalten neigt, sollte man auf diese Intervention verzichten.

Setting

ET; FT: GT; PT

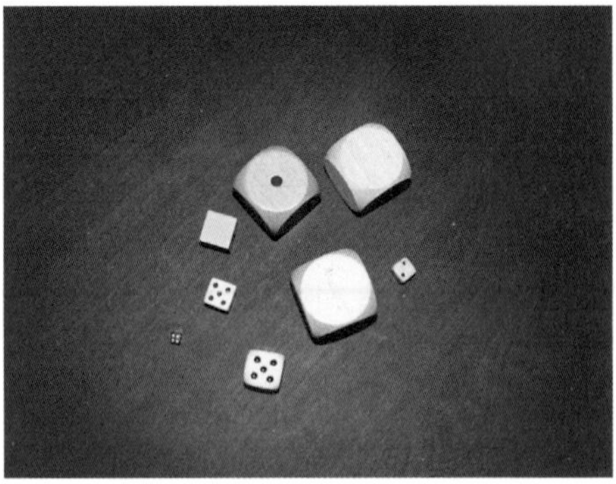

Abbildung 5: Der Würfel entscheidet

So-tun-als-ob-Aufgaben

Idee

Manchmal ist es wichtig, Dinge einfach zu tun, anstatt darüber nachzudenken, was alles sein müsste, bevor man sich so verhalten kann, wie man möchte. Durch die Aufforderung zum Handeln bekommen die Klienten eine Idee davon, wie es sich anfühlt, wenn sie so handeln.

Viele Klienten kommen mit der Vorstellung, dass sie erst ihr Gefühlsleben verändert haben müssen, um sich nach den veränderten Einsichten verhalten zu können. Der umgekehrte Weg macht aber neurophysiologisch mehr Sinn. Unser Gehirn lernt durch das Tun: „Doing is knowing" (Berg, 1998).

Beim Verordnen von Veränderungen lädt man die Klienten auch ein, sich anders zu verhalten, damit sie ein Gespür dafür bekommen, welche Vorteile es hat, sich so zu verhalten. Erst dann fällt es leichter, den Weg der Veränderung später fortzusetzen.

Methode

Diese Aufgabe lässt sich sehr gut in Verbindung mit der Wunderfrage bzw. als Fortsetzung der Wunderfrage (siehe S. 60) einsetzen. Darüber hinaus ist sie fast immer an eine Beobachtungsaufgabe gekoppelt.

Die Aufgabe für die Klienten lautet:

„Ich möchte einen Vorschlag machen: Tun Sie doch bitte jeden Morgen beim Frühstück so, als ob das Wunder in Ihrer Familie geschehen ist, und achten Sie bitte darauf, was Sie da genau tun und wie es Ihnen dabei geht."

In Verbindung mit dem Skalieren kommt diese Aufgabe ebenfalls zum Einsatz.

„Tun Sie bitte so, als ob Sie nicht mehr bei 5, sondern bei 6 sind!"

(Vorausgesetzt, der Klient hat eine konkrete Vorstellung davon, was er anders machen würde, wenn er sich bei 6 eingestuft hätte.)

➲ Tipp

Diese Intervention kann und sollte großzügig eingesetzt werden, weil man letztendlich „nur" die eigenen Ideen und Fantasien des Klienten aufgreift.

Eine Variante der So-tun-als-ob-Aufgabe ist ein **Rollenspiel**, das beispielsweise bei Geschwisterrivalität gut ankommt:

„Tue mal so, als ob du dein Bruder bist, er tut dann so, als ob er du ist!"

Diese Idee kann man auch als täglich wiederkehrende Hausaufgabe in Verbindung mit einer Beobachtungsaufgabe für die Eltern oder die anderen Geschwister mitgeben.

Indikation

Es ist eine beliebte Intervention, in familientherapeutischen Sitzungen die Kinder aufzufordern, nachdem die Wunderfrage erörtert wurde, an einem Tag der Woche so zu tun, als ob das Wunder passiert sei (siehe auch „Verordnen von Veränderung"; Seite 83).

Aufgabe der Eltern ist es herauszufinden, welcher Tag das wohl gewesen ist.

Die Woche darauf werden die Rollen vertauscht. Die Eltern tun so, als ob das Wunder geschehen ist, die Kinder finden es heraus.

Auch in Paartherapien ist die Intervention beliebt und sehr oft von Erfolg gekrönt, weil sie Freude macht.

Kontraindikation

Keine

Setting

ET; PT; FT

Bei Gruppentherapien auch, aber nur bei Gruppen, die in einem stationären Klinik- oder Jugendhilfe- bzw. Eingliederungshilfekontext zusammenleben.

Das Verankern von positiver Stimmung

Idee

Durch das Verankern von positiver Stimmung in der einfacheren Version gelingt es Klienten oft, mehr an sich zu glauben, mehr Zuversicht bei der Umsetzung der eigenen Ideen zu haben. Die hier beschriebene Form dient der besseren neurophysiologischen Verankerung dessen, was man vorhat, unter Zuhilfenahme der eigenen Fähigkeiten (Renner, 2005).

Methode

Wenn ein Klient etwas vorhat, das ihm Schwierigkeiten bereitet oder wovor er Angst hat, kann sein Vorhaben positiv „verankert" werden.

Hinweis: Diese Form der Verankerung ist nicht zu verwechseln mit dem Verankern positiver Fähigkeiten, die in der Traumatherapie bzw. beim NLP (Neurolinguistischen Programmieren) stattfindet. Dabei handelt es sich um eine psychotherapeutische Intervention, die großer Erfahrung bedarf.

Man bittet den Klienten, sich einen Satz zu überlegen, der beschreibt, was er vorhat.

Beispielsweise:

„Ich schaffe es!" oder *„Ich bin mutig" o. ä.*

Dann erhält er den Auftrag, diesen Satz so oft wie es geht, auf eine DIN-A4-Seite zu schreiben, allerdings jedes Mal in einer anderen Farbe.

Oder man bittet den Klienten, den Satz mit der linken Hand zu schreiben (wenn er Rechtshänder ist). Dadurch wird das Vorhaben mit anderen Hirnarealen verknüpft und stabilisiert. Entweder wird diese Aufgabe noch in der Praxis durchgeführt oder als Hausaufgabe mitgegeben. Es empfiehlt sich allerdings, den Klienten es erst einmal unter Aufsicht machen zu lassen.

Fallbeispiel:
Jochen, 14, wurde akut „eingeliefert" nachdem er im Rahmen einer heftigen Auseinandersetzung mit seinen Eltern seine Mutter zunächst mit einer vollen Milchtüte, danach aber mit einem großen Küchenmesser bewarf und sie nur knapp verfehlte. Der Vater ging dazwischen und konnte seinen Sohn beruhigen. Allerdings war damit das Maß für die in Trennung – aber noch zusammen – lebenden Eltern voll und sie beantragten die Unterbringung ihres Sohnes. Im Klärungsgespräch konnte die Lage nicht entschärft werden, so dass es zur Aufnahme kam. Zur Familie gehört noch eine 12-jährige Schwester, die Angst vor ihrem Bruder hatte.
Die Therapie fand dreigleisig statt: Familientherapie, Elternarbeit und Einzeltherapie mit Jochen.

Jochen war ein unnahbarer, sich sehr gewählt ausdrückender und sehr zuvorkommender Junge, der auf der Station sofort Anschluss bei den Mitpatienten fand, bei den Mitarbeitern aber regelmäßig mit seiner Diskutierfreude aneckte. Auf der anderen Seite verfügte er über einen Schatz an Fähigkeiten, die in der Therapie zum Tragen kamen. So war er in der Lage nachzuvollziehen, dass man bei seinem „Gerede" schon mal die Geduld verlieren konnte.
Neben der intensiven Elternarbeit wurde mit Jochen intensiv an der Frage gearbeitet, was er denn tun müsse, um alle davon zu überzeugen wieder nach Hause gehen zu können. Es ging sehr schnell um klassische Pubertätsthemen wie Beteiligung am Haushalt, mehr Einsatz für die Schule, Respekt vor anderen, usw.
Wir nutzten das Mittel der Wochenend-Belastungserprobungen, wobei Jochen klare Vorstellungen davon entwickelte, wie er am Wochenende punkten wollte. Da ich (F.C.) seine verbalen „Ergüsse" etwas eindämmen wollte, erklärte ich ihm, dass unser Gehirn nicht übers Reden, sondern übers Handeln lernt. Auf die Frage, ob er Interesse daran hätte, sein Gehirn auf die Aufgaben des Wochenendes einzustimmen, antwortete er:

„Aber selbstverständlich! Ich tue alles, was Sie sagen!"

„Auch wenn es dir etwas bescheuert vorkommt?"

„Wenn Sie sagen, dass es gut für mich ist …"

„O.K.: ich möchte dich bitten, das was du am Wochenende vorhast zu Papier zu bringen. Aber nicht einfach so: Schreibe bitte jedes Wort in einer anderen Farbe, und schreibe bitte so lange, bis du eine DIN-A4-Seite voll hast."

„O.K.!"

Gesagt, getan. Jochen kam strahlend aus dem Wochenende zurück, genauso begeistert waren auch seine Eltern. Er griff nun von sich aus diese Verankerungstechnik bei allen Schritten, die er vorhatte, auf und lieferte wöchentlich DIN-A4-Seiten ab. Er konnte, nachdem die Schwester auch von einem ganz anderen Umgang mit ihm sprach, vier Wochen vor dem geplanten Termin entlassen werden. Die Eltern bekommen weiter ambulante Unterstützung beim „Getrennt-Zusammenleben".

➲ Tipp

Diese Aufgabe macht erst dann richtig Sinn, wenn der Klient sich in einer „Ja-Stimmung" befindet (siehe S. 68).

Indikation

Schulphobie, soziale Ängste, Schüchternheit, Depression, Pubertätskrisen

Kontraindikation

Keine

Setting

ET

3. Spezielle Techniken

3.1 Direkte Interventionen im Gespräch

Handpuppen und Co.

Idee

Mit Hilfe des Mediums Puppe oder Spielzeug erhalten Jungen oder Mädchen die Gelegenheit (vielleicht unliebsame) Fragen zu beantworten und Dinge über sich selbst zu erzählen, die sich sonst nicht so leicht formulieren ließen. Dies ist natürlich gerade bei jüngeren Kindern ein gerne genutztes Angebot, kann aber selbst bei Jugendlichen manchmal noch das Eis brechen, wenn es als kurzes Intermezzo gespielt wird.

Methode

Gerade Hand- oder auch Fingerpuppen wirken einladend und sind daher häufig ein wunderbares Instrument, um miteinander ins Gespräch zu kommen. Ansonsten kann man genauso Stoff- oder Plastiktiere verwenden.

Kinder oder Jugendliche sollten die für sich geeignete Puppe selbst aussuchen können. Dann kann man direkt gemeinsam eine Szene gestalten, wenn das Gegenüber schon bereit ist einzusteigen, oder auch erst alleine mit einer Darstellung beginnen.

Tipp

Räume, in denen man mit Kindern oder Jugendlichen arbeitet, sollten grundsätzlich eine kleine Auswahl an Puppen, Figuren o. ä. Materialien bereithalten, z. B. in einem Korb, einer Kiste gut sichtbar am Boden oder aus einem Regal herauslugend.

Manchmal finden sich auf Flohmärkten ganz günstig ein paar alte Kasperle-Puppen, die sich natürlich genauso gut eignen.

Eine besondere Variation ist der Ansatz, mit dem **Lieblingsspielzeug des Kindes** zu arbeiten (im Sinne des zirkulären Fragens):

„Jetzt hast du ja heute deinen Teddy mitgebracht – darf ich den denn wohl auch einmal fragen, was er meint, wie es dir so geht?"

„Ob deine Puppe wohl eine Idee hat, was du sonst noch machen könntest, wenn die Angst wiederkommt?!?"

Indikation

Ein sogenannter „Eisbrecher“ bei Kontaktproblemen, bei mutistischen Kindern oder Kindern mit Behinderung.

Insgesamt sehr schön bei den noch jüngeren Klienten, aber letztendlich manchmal sogar auch einsetzbar bei Jugendlichen oder Erwachsenen, die unaussprechliches Leid mit sich tragen. Die Puppe schafft es oft Dinge zu sagen, die der Klient nie sagen würde.

In der Klinik gelingt es manchmal bei magersüchtigen Mädchen, so den ersten Kontakt herzustellen.

Kontraindikation

Keine, nur Vorsicht je nach Art der Handpuppe.

Vorher klären, ob die Puppe ggf. Angst auslösen könnte, auch wenn sie nicht in das Spiel einbezogen ist.

Setting

ET, gelegentlich GT oder FT

Gemeinsames Malen und Zeichnen

a) Gemeinsames Kritzeln und Schnörkeln

Idee

Es bedarf nicht vieler Worte, die Tätigkeit allein ist schon Aufforderung genug (Winnicott, 1971).

Auch wenn Kind und Behandelnder noch nicht viel Kontakt miteinander hatten, kann sich auf dieser Ebene bereits eine Beziehung entwickeln. Und ohne dass der Erwachsene etwas über das Kind wissen muss, kann sich hier Gesprächsstoff finden lassen, der im weiteren Verlauf an Bedeutung gewinnen mag.

Methode

Kind und Berater sitzen gemeinsam vor einem Blatt Papier, beide haben jeweils einen Stift. Der Erwachsene fängt an, mit geschlossenen Augen kleine Schnörkel zu malen, dann wird das Kind aufgefordert, das entstandene Bild in gleicher Weise fortzusetzen.

Schließlich kritzeln und malen beide abwechselnd, während dabei über das Bild gesprochen werden kann.

Tipp

Diese Technik funktioniert auch „nebenbei" ganz gut, wenn z. B. gleichzeitig ein Gespräch mit den Eltern stattfindet o.ä.

Kind und Behandelnder können ihre gemeinsame Zeichenaktion dabei auch auf der nonverbalen Ebene ablaufen lassen, eine Gelegenheit, über das zusammen gestaltete Bild zu sprechen, kann sich auch später noch ergeben.

Indikationen

Eine schöne Einstiegsmethode, immer geeignet, um miteinander in Kontakt zu kommen, besonders geeignet bei Kindern, die anfangs noch sehr zurückhaltend sind.

Auch in Familientherapien hat sich diese Methode schon bewährt, gerade bei Familien, denen das Sprechen miteinander sehr schwer fällt.

Kontraindikation

Wenn die Zeit zu knapp ist, um in Ruhe malen zu können.

Setting

ET; FT

b) Das Selbstbildnis (ressourcenorientiert)

Idee

Es bietet sich die Gelegenheit, beim Malen über das Bild zu sprechen, nach Ressourcen zu suchen, verschiedene Situationen oder Gefühle zu erfragen, so dass sich diese Bilder sowohl in der Diagnostikphase als auch im Verlauf der Therapie zur weiteren Exploration eignen.

Methode

Das Kind wird eingeladen, ein Bild von sich zu malen, entweder als Porträt oder Ganzkörperbild, gerne mit einem Lieblingstier oder Spielzeug oder als „Action-Bild" bei einer Handlung, die es gerne und gut tut.

Der Therapeut/Berater kann in der Zeit, in der gemalt wird, entweder ein Elterngespräch führen, an seinem Schreibtisch sitzen und etwas ganz anderes machen oder, wenn er um Erlaubnis gefragt hat, auch in der Nähe sitzen, zuschauen, wie das Bild entsteht und dazu die eine oder andere Frage stellen:

„Ich wundere mich gerade, wie jemand, der so gut malen kann …"

Oder:

„Darf ich mal nachhaken, was du damit meinst …?"

➲ Tipp

Mädchen fällt das Malen oft leichter, Jungen müssen dazu häufiger erst motiviert werden. Dazu eignen sich Kopiervorlagen, in denen vielleicht schon ein „cooler" Rahmen abgebildet oder die Kopfform bereits vorgezeichnet ist, damit der erste Schritt nicht so schwer fällt.

Ebenso kann anstatt eines Stiftes ein Pinsel angeboten werden, soweit das im Praxis- oder Beratungsalltag machbar ist.

Indikation

Allgemein zur Diagnostik und Vertiefung im Therapieverlauf, bei Kindern (und Jugendlichen) mit Selbstwertproblemen und sozialer Ängstlichkeit, auch bei aggressivem oder oppositionellem Verhalten zur Darstellung der verschiedenen Gefühlslagen („Wut-Bild") und bei Abschied oder Trennung.

Kontraindikation

Kinder, die feinmotorische Schwierigkeiten haben, könnten ggf. von einer anderen Methode mehr profitieren (Handpuppen, Collagen – je nach Alter).

Setting

ET; FT; GT

Variation: Das Selbstbild in Textform

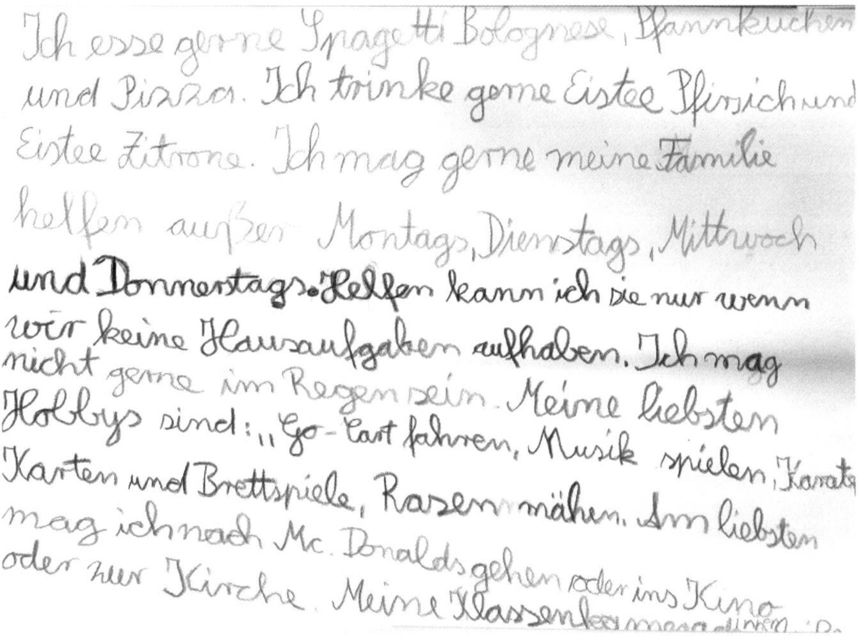

Ich esse gerne Spagetti Bolognese, Pfannkuchen
und Pizza. Ich trinke gerne Eistee Pfirsich und
Eistee Zitrone. Ich mag gerne meine Familie
helfen außer Montags, Dienstags, Mittwoch
und Donnerstags. Helfen kann ich sie nur wenn
wir keine Hausaufgaben aufhaben. Ich mag
nicht gerne im Regen sein. Meine liebsten
Hobbys sind: „Go-Cart fahren, Musik spielen, Karate
Karten und Brettspiele, Rasen mähen. Am liebsten
mag ich nach Mc. Donalds gehen oder ins Kino
oder zur Kirche. Meine Klassenle

Abbildung 6: Mika, 10 Jahre oder: Wie aus dem Selbstbild ein Lösungsbild wird …

Die Geschichte dazu:

Mika, ein zehnjähriger Junge, kam auf Wunsch seiner Eltern und seines Lehrers, da es viele Schwierigkeiten an den Nachmittagen gab, an denen er Hausaufgaben machen sollte. Häufig brauchte er mehrere Stunden dafür, während seine Klassenkameraden schon lange fertig waren. Er besuchte seit kurzem die fünfte Klasse einer Realschule, benötigte aber auch in der Schule bei Aufgaben, die im Unterricht anstanden, sehr viel mehr Zeit, als zur Verfügung stand. Sein Vater, der als Verwaltungsbeamter tätig war, geriet häufig in heftigen Streit mit seinem Sohn und betonte im Erstgespräch, wie wichtig ihm der

„richtige" Schulabschluss sei, damit Mika einen ähnlichen beruflichen Weg wie er einschlagen könne.

Als dem Jungen vorgeschlagen wurde, ein Bild von sich zu malen, lehnte er dies mit der Begründung ab, dass er nicht gut malen könne, fragte aber stattdessen, ob er etwas über sich schreiben dürfe. In seinem Text beschrieb Mika aber bereits sein Problem wie auch die Lösung, ohne dass dies im Vorfeld angesprochen worden war. Das „Selbstbild" oder in diesem Fall besser die „Selbstbeschreibung" diente im Familiengespräch dazu, über die Ziele und Zukunftswünsche des Einzelnen zu diskutieren. Mika konnte deutlich machen, dass er am liebsten in einer Werkstatt tätig sein würde, vielleicht als Tischler oder Techniker. Nach dem Wechsel auf eine Waldorfschule, in der ihm Projektarbeit und viel praktisches Arbeiten sehr viel Spaß bereiteten, hatte sich die häusliche Problematik rasch gelöst.

c) Das Problembild

Idee

Manche Probleme kann man nicht besprechen, entweder, weil Klienten sich nicht trauen oder weil das Problem sehr bedrohlich oder so schambesetzt ist, dass das bloße Ansprechen schon eine Überforderung darstellt. Manchmal ist ein Problem – z. B. generalisierte Angst oder ein Schmerz – nicht so leicht beschreibbar.

In solchen Situationen war es schon oft sehr hilfreich, dem Betroffenen die Möglichkeit zu malen anzubieten. Ein Problem verliert viel von seiner Bedrohung, wenn man es sich vorstellen kann. Das Malen wird auch hier vieles erleichtern.

Methode

Die Anregung, ein Problem- oder Symptombild zu malen, kann sowohl direkt in der Sitzung während des Gespräches umgesetzt werden, man kann sie aber auch als Hausaufgabe mitgeben.

Ersteres bietet die Möglichkeit, gleich einhaken zu können, der zweite Vorschlag empfiehlt sich bei Jugendlichen oder Erwachsenen, die Zeit brauchen. Wann das Bild gemalt wird, wäre mit dem Klienten zu klären.

Der künstlerischen Kreativität sind aber keine Grenzen gesetzt!

➲ Tipp

Das Problembild wird gerne zur weiteren Gesprächsgrundlage genutzt, beim Reden über die Darstellung fallen aber oft neue Aspekte auf, die in Richtung einer Lösung deuten. Dies kann man in ein zweites Bild einfließen lassen, das sogenannte „Lösungsbild" (Vogt, 2007).

Indikation

Angst, Schmerzen (siehe oben)

Kontraindikation

Keine

Setting

ET

d) Arbeiten mit dem Namen

Idee

Mit Hilfe dieser Technik gelingt es, den Namen des Klienten mit besonderen Fähigkeiten zu verknüpfen, die er entweder schon hat oder die er als erstrebenswert ansieht. Vor allem Kindern, aber auch Erwachsenen macht es sehr viel Freude, mit dem eigenen Namen zu experimentieren. Ein ungeliebter Vorname kann so plötzlich ganz attraktive Seiten bekommen.

Methode

Der Klient wird beauftragt, seinen Namen auf ein großes Blatt (DIN A3 oder A4) möglichst in die Mitte und in großen Buchstaben zu malen bzw. zu schreiben. Nun werden gemeinsam mit ihm zu jedem der Buchstaben Fähigkeiten gesucht, die mit diesem anfangen und vom Kind schließlich daran geschrieben. Alternativ kann man die Aufgabe etwas erleichtern, indem es ausreicht, dass der Buchstabe in der Fähigkeit vorkommt. Diese Intervention lässt sich natürlich auch vom Klienten alleine erledigen. Im Anschluss sollte das Gespräch darüber stattfinden.

Man kann zu Anfang verschiedene Vorschläge machen, um dem Kind ein Beispiel zu geben, wie es aussehen könnte:

„Dein Name ist SARAH, er beginnt also mit einem ‚S'.

Was glaubst du, für welche Fähigkeit, welche Stärke dieses ‚S' bei dir stehen könnte?"

Falls es nicht gleich ausreichend eigene Ideen gibt, kann man Vorschläge machen:

„Könnte das ‚S' in deinem Fall vielleicht ‚stark' bedeuten oder würde für das ‚S' bei dir ‚selbstbewusst' besser passen?"

Sarah hat dann schnell ihre eigenen Ideen entwickelt. In unserem Fall erzählt sie, dass sie gerne selbstbewusster wäre (liefert also ein Thema für weitere Gespräche – *„Was müsstest du denn tun, um selbstbewusster zu werden …?"*), ihr fällt plötzlich ein, dass ihre Freundin in der Schule schon mal gesagt habe, dass Sarah „super sportlich" sei (*„Toll, gleich zwei passende Wörter …!"*) und eine gute „Schwimmerin" sei sie ja auch.

Rasch entwickelt Sarah weitere Möglichkeiten für die anderen Buchstaben und ergänzt das Bild, sie malt gleich noch etwas dazu, was sie sich für die Zukunft wünscht (*„ein Pflegepferd, damit ich jeden Tag reiten gehen kann …"*) und nimmt das Bild anschließend stolz mit nach Hause, um es über ihr Bett zu hängen (*„Dann kann ich es mir jeden Abend noch mal ein bisschen anschauen!"*).

➲ **Tipp**

Ursprung des Namens:
Man kann mit dem Namen des Kindes auch noch weitere Explorationen durchführen, wie z. B. danach fragen, ob dem Kind die Bedeutung des Namens überhaupt bekannt sei oder ob es denn wisse, wer diesen besonderen Namen überhaupt ausgesucht habe. Dazu kann man eine Hausaufgabe geben und dies herausfinden lassen oder die Herkunft gemeinsam recherchieren, so dass die Information direkt einfließen kann.

Name der Eltern / der Familie:
Genauso interessant ist es, mit den Vornamen der Eltern zu arbeiten, deren Ursprung und Bedeutung zu erfragen und ggf. gemeinsam nachzuschlagen, da viele Namen mit Fähigkeiten verbunden werden (z. B. Felix = der Glückliche). Verknüpfen lässt sich dieses Vorgehen dann auch mit dem Erstellen eines Familienwappens oder -mottos (Caby & Caby, 2017) sowie dem Ressourcenstammbaum (s. Seite 44).

Namensarbeit mit Jugendlichen:
Bei Jugendlichen oder jungen Erwachsenen ist die Arbeit besonders dann hilfreich, wenn sie sich in der Phase der Berufsorientierung befinden. Man kann die Fähigkeiten, die man sucht, ganz speziell für die Bewerbungssituation nutzen.

Junge Menschen haben oft nur wenige Ideen, mit welchen ihrer Eigenschaften sie bei einer Bewerbung punkten könnten, und sie empfinden die Methode daher als besonders hilfreich.

Eine weitere Variation ergab sich aus der Anwesenheit einer guten Freundin einer jugendlichen Klientin, die vorschlug, neben den bereits auf dem Bild verankerten Ressourcen in einer anderen Farbe oder oberhalb der Buchstaben noch die Fähigkeiten und Stärken einzutragen, die sie selbst dem Mädchen noch zuschreiben würde …

Indikation

Besonders geeignet bei ängstlichen oder wenig selbstbewussten Kindern, Erwachsenen mit einer Selbstwertproblematik, Jugendlichen auf der Suche nach ihrer eigenen Identität/Persönlichkeit.

Kontraindikation

Gelegentlich Vorsicht bei Adoptiv- oder Pflegekindern, solange man nicht weiß, inwieweit das Kind über seine Herkunft informiert ist. Hier sollte man sich eventuell auf den Vornamen beschränken. Allerdings ist es nie zu spät eine schöne Herkunft für seinen Namen zu finden … (nach Furman, 2013).

Setting

ET; FT; GT; PT

e) Malen mit Kindern und Familien

Idee

Das gemeinsame Malen bietet dem Berater die Möglichkeit, ein Geschehen in der Familie zu beobachten und das Zusammenspiel der einzelnen Familienmitglieder zu erleben. Anschließend kann das entstandene Bild noch gemeinsam besprochen werden oder Beobachtungen, die gemacht wurden, können aufgegriffen werden, z. B. mit folgenden Fragen oder Anregungen:

„Ich habe mich gewundert, dass …“ oder *„Darf ich noch mal nachfragen, ob Sie zu dieser Figur etwas sagen können?“*

„Ich bin erstaunt über die Leichtigkeit, mit der Sie sich über die Gestaltung des Bildes geeinigt haben!“

Methode

Wenn Kinder und ihre Angehörigen zu gemeinsamen Gesprächsterminen kommen, lassen sich neben den üblichen Möglichkeiten für die Kinder, z. B. ein Bild von sich, einen Menschen oder die Familie in Tieren zu malen, auch andere Variationen anbieten.

Der Vorschlag, das geplante Bild gemeinsam zu malen, löst in der Regel bei den anwesenden Erwachsenen zunächst Verblüffung aus. Die Kinder sind recht schnell überzeugt, müssen die Eltern (oder die Geschwister) aber oft überreden, sich doch auch zu beteiligen. Oft gibt es lange Diskussionen, wie die Aufgabe bewältigt werden könnte, oft aber auch erstaunlich schnelle Lösungen, z. B. kann eine Familie sich darauf einigen, dass alle ein eigenes Bild malen.

Wie immer sich das Malgeschehen entwickelt, es ist sehr spannend und in jedem Fall immer wieder anders. Jede Familie entwickelt ihre eigene Dynamik, sieht sich unterschiedlichen Herausforderungen gegenüber und präsentiert sehr individuelle Lösungen.

Tipp

In den meisten Fällen ergreifen die Kinder zunächst die Initiative und legen los, Erwachsene sind eher zurückhaltend und weniger von ihren Fähigkeiten überzeugt. Eindrucksvoll ist es jedoch zu erleben, wie diese dann von den Kindern unterstützt und motiviert werden, wie sich die Rollen plötzlich umkehren und Kinder plötzlich die verschiedensten Fähigkeiten demonstrieren, sowohl beim Loben als auch beim Malen selbst.

Indikation

Ein guter Einstieg in die Diagnostik-Phase, um die Familiendynamik besser kennenzulernen.

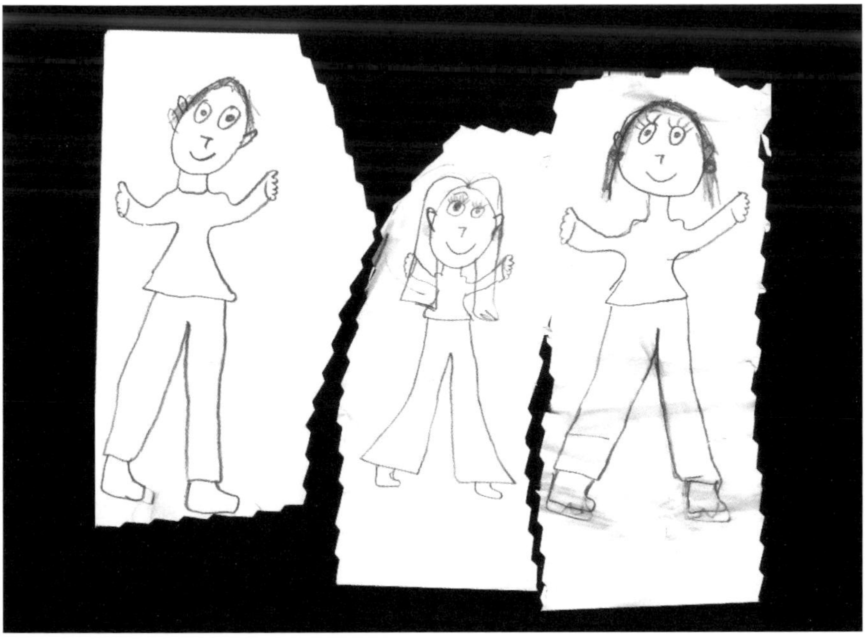

Abbildung 7: Familienbild von Lisa-Marie (5 Jahre)

Auch im Verlauf einer Therapie geeignet, um Ressourcen der einzelnen Familienmitglieder hervorzuheben, den Einzelnen zu integrieren, den Klienten aus seinem Status als identifizierter Klient herauszuholen.

Sinnvoll ist diese Technik auch bei Patchwork- oder Trennungsfamilien, um das neue bzw. veränderte Familiengefüge auf der visuellen Ebene noch mal anders betrachten zu können.

Die Geschichte zu diesem Familienbild

Lisa-Maries Eltern befanden sich in der Trennungsphase, die zu Hause seit längerem für reichlich Streitgespräche und Stress gesorgt hatte. Der Vater war vor einigen Wochen bereits aus dem gemeinsamen Haus ausgezogen und wurde von seiner einzigen Tochter so sehr vermisst, dass diese alles daran setzte, ihn bei jedem Besuch zum Bleiben zu bewegen. Das konnte bedeuten, dass sich das Mädchen in einem Schrank versteckte, auf die Straße lief oder plötzlich von schrecklichen Bauchschmerzen geplagt wurde. Das extreme Verhalten des Kindes hatte insbesondere die Mutter so verunsichert, dass sie bisher keinem Besuch des Mädchens beim Vater zugestimmt hatte aus Sorge, dort könnte beim Abschied ein noch schlimmeres Verhalten drohen.

Als die Familie der Aufforderung, ein gemeinsames Bild von sich in der aktuellen Situation zu malen, nur sehr zögerlich nachkam, ergriff Lisa-Marie die Initiative und zeichnete die in der Abbildung 7 (S. 117) zu sehenden Figuren auf ein Blatt. Dann nahm sie allerdings eine Bastelschere zur Hand und begann die einzelnen Figuren aus dem Bild herauszuschneiden. Sie kommentierte ihr Tun mit den Worten:

„Wir sind ja nicht mehr so zusammen, sondern irgendwie anders. Aber Mama und Papa wissen noch nicht genau, wie wir das jetzt machen."

Dabei schob sie die Personen auf den Bildern mehrfach in verschiedene Positionen, war aber mit keiner wirklich zufrieden. Schließlich griffen die Eltern selbst ein und begannen vorsichtig, die Figuren auf dem Tisch hin und her zu bewegen.

Beim nächsten Gesprächstermin erzählten sie, dass man nun versuchen wolle, Lisa-Marie am Wochenende beim Vater übernachten zu lassen. Die Auffälligkeiten im Verhalten des Kindes seien deutlich weniger aufgetreten.

Noch ein Tipp

Ganz wichtig ist es, alle Familienmitglieder bei diesen Aufgaben mit einzubeziehen. Auch kleinere Kinder, die sich beim Malen noch nicht in der gleichen Weise wie die älteren Geschwister einbringen können, sollten unbedingt mitmachen dürfen und auch dazu eingeladen werden. Manchmal führt dies zu verblüffenden Ergebnissen.

Ein weiterer Fall

Familie K. hat vier Kinder, der Jüngste (Jan) ist drei Jahre alt. Jan ist nach Beschreibung seiner Eltern ein besonders anstrengendes Kind, das viel quengelt und schnell aggressiv wird, wenn es nicht ständig im Mittelpunkt steht und seinen Willen bekommt. Selbst die Geschwister würden seinem ständigen Drängen schnell nachgeben, um nicht dauerhaft all dem Kneifen, Kratzen und Kreischen ausgesetzt zu sein.

Als die Eltern und die drei älteren Geschwister ein gemeinsames aktuelles Familienbild beginnen sollen, aber aufgrund endloser Diskussionen nicht wirklich vorankommen, hat niemand bemerkt, dass Jan auch zu malen anfängt. Während alle Anderen lautstark erörtern, warum sie gerade nicht der Erste sein wollen oder sowieso nicht zeichnen können, hat der Jüngste sein Bild schon beendet.

Er nimmt dieses dann vom Boden auf, wo er gesessen hat, geht damit zum Tisch und legt es mitten auf das große leere Blatt, das immer noch darauf wartet, dass jemand aus der Familie den Stift nimmt und loslegt. Jan betrachtet den kleinen Zettel mit seiner Kreation inmitten des anderen Blatts, schaut herausfordernd in die Runde und sagt: „Fertig!"

Es folgt ein nachdenkliches Schweigen, ein Lachen und der Bann ist gebrochen.

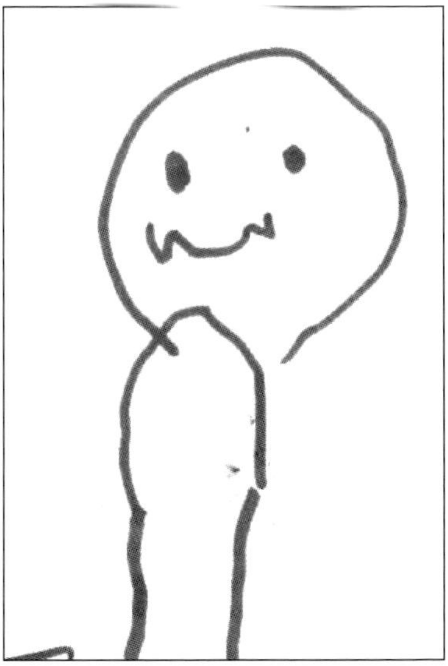

Abbildung 8: Jan, 3 Jahre („Das Fertig-Bild")

Kontraindikation

In einer Phase mit zu starken Belastungen, akuten Problemen oder Ähnlichem ist dieser Ansatz nicht kraftvoll genug, führt ggf. eher zu Aggressionen oder lässt nicht genug Raum für die eigentlichen Anliegen der Familie.

Empfehlenswert ist es zu fragen, ob die Familie überhaupt gemeinsam malen möchte.

Setting

FT; GT

f) Cartoon-Therapie

Idee

Dabei handelt es sich um eine Zeichen-Technik im Stil von Cartoons (Crowley, 1989), wobei dem Betroffenen mit hypnotherapeutischen Mitteln ein Lösungsweg vorgestellt wird, den er selbst entwickeln und mit eigenen, passend erscheinenden Vorschlägen ausstatten kann.

Methode

In der folgenden Beschreibung steht das Kind stellvertretend für alle potentiellen Klienten.

Man bittet das Kind, auf einem leeren Blatt zunächst sechs gleiche Felder einzuzeichnen, wie man sie aus der Aufteilung eines Cartoons oder Comics kennt (Vogt-Hillmann, 1999).

1. Das Kind wird aufgefordert, in das erste Feld oben links sein **„Problem"** zu zeichnen, also seine Angst o.ä.
2. Im nächsten Feld malt es eine Helferfigur, irgendeine(n) Figur/Helden, die/den das Kind aus einem Buch, Film oder von anderswoher kennt und die sich zum Helfen eignen könnte. Möglich ist auch eine Helferfigur, die der eigenen Fantasie entspringt. Die Figur hilft dem Kind, das Problem zu lösen.
3. Im dritten Feld wird dargestellt, wie es gemeinsam mit der **Helferfigur** überlegt, welches **„Geschenk"** man dem „Problem" machen könnte (In unserem Beispiel bekommt die „Angst" von Julian einen Rennschlitten, damit sie schnell wegfahren kann ...).
4. Dem „Problem" wird im nächsten Bild das **Geschenk** überreicht.

5. Im vorletzten Feld wird erneut das „Problem" gezeichnet, aber so, wie es aussieht, nachdem es das **„Geschenk"** überreicht bekommen hat.
6. Ins letzte Bild zeichnet das Kind dann sich und nochmals seine Helferfigur in einer Situation, in der das „Problem" vielleicht **noch einmal** auftauchen könnte ...

In den Augen von Erwachsenen sind das ungewöhnlich klingende Aufgaben. Kinder sind erstaunlich kreativ und setzen die Aufgaben auf die unterschiedlichste Art und Weise um, was einen immer wieder verblüfft!

Und auch die erwachsenen Klienten sind irgendwann einmal alle Kinder gewesen ...

Das Bild wird am Ende mit nach Hause genommen und dort an geeigneter Stelle platziert – auch da wissen die meisten sofort, wo denn der beste Platz dafür sein könnte.

➲ Tipp

Es ist wichtig, dass der Therapeut/Berater beim Malen anwesend ist, um den Prozess begleiten zu können und um sich über die Fähigkeiten, die einem offenbart werden, erstaunt zu zeigen.

Man braucht ca. 20 bis 30 Minuten für den gesamten Malvorgang, sollte die Aktion aber unbedingt in einer ruhigen Atmosphäre durchführen können, in der man nicht ständig durch Telefonklingeln o. ä. gestört wird, also vielleicht

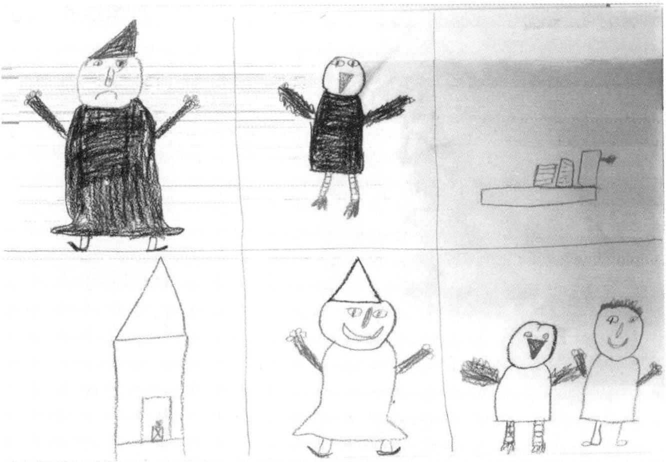

Abbildung 9: Angstcomic von Julian (8 Jahre)

am Ende eines Praxistages oder im Rahmen einer psychotherapeutischen Sitzung.

Indikation

Am besten geeignet für Kinder im Schulalter, die z. B. unter bestimmten Ängsten leiden und sich auch vorstellen können, etwas zu malen. Auch Jugendliche und sogar Erwachsene lassen sich gelegentlich gerne darauf ein.

Sehr gut geeignet bei **Ängsten** wie Furcht vor Dunkelheit, Angst beim Einschlafen, bei Trennungsangst oder Angst vor bestimmten Tieren. Auch bei generalisierter Angst kann die Cartoon-Intervention angewendet werden.

Andere Symptome wie Wutanfälle, sekundäre Enuresis oder Enkopresis, Lügen, usw. können ebenso Anlass werden, die Cartoons einzusetzen.

Es ist im Einzelfall zu überlegen, ob diese Methode zu einem bestimmten Kind passen könnte.

Kontraindikation

Keine, bis auf deutliche feinmotorische Schwierigkeiten.

Setting

ET

Lebenslinien-Arbeit

Idee

Durch die bildhafte Darstellung der eigenen Lebenslinie können bestimmte, als bedeutsam gewertete Situationen aus verschiedener Perspektive betrachtet und ressourcenorientiert neu erörtert werden.

Methode

Diese Technik eignet sich sowohl für Kinder ab dem Schulalter aufwärts als auch – besonders gut – für Jugendliche, Erwachsene und Familien.

Man bittet die einzelne Person (oder alle Familienmitglieder), sich für bestimmte Meilensteine, die derjenige (oder diejenige) bisher als bedeutsam in seinem/ihrem Leben gesehen hat, ein Symbol auszusuchen oder das Ereignis auf eine Karte zu schreiben. Diese Symbole können persönliche Gegenstände sein oder auch Dinge, die in der Praxis vorhanden sind (auch hier ist es gut auf eine praxiseigene Schatzkiste zurückgreifen zu können).

Anschließend werden die Objekte oder Karten in chronologischer Reihenfolge auf dem Tisch oder Fußboden arrangiert, so dass sich ein biografischer Zeitstrahl von der Vergangenheit in die Gegenwart entwickelt. Manche Klienten bevorzugen eine lange Tapetenbahn und malen ihre Lebensabschnitte.

Der Vorteil eines Auslegens auf dem Fußboden besteht darin, dass man an der Lebenslinie entlanggehen kann – von der Gegenwart zurück in die Vergangenheit wie auch umgekehrt und ggf. sogar in die Zukunft:

„Hat dieses bestimmte Ereignis im Nachhinein betrachtet auch Vorteile gehabt. Können Sie dem auch etwas Gutes abgewinnen?"

„Wie haben Sie das überstanden?"

„Was haben Sie trotz alledem doch geschafft?"

„Was können Sie sich vorstellen, was wäre wohl wenn …?"

„Was würden Sie sich wünschen – wie könnte Ihr Leben in fünf oder zehn Jahren aussehen?"

„Was können Sie dafür tun, das dies möglich wird?"

„Welche Ihrer Fähigkeiten würden Ihnen dabei helfen …?"

Tipp

Man kann hier sehr kreativ mit den unterschiedlichsten Materialien arbeiten, z. B. auch mit Fotos oder Collagen, bei jüngeren Kindern aber genauso gut mit Handpuppen oder anderen Spielfiguren.

Eine Variation ist der Einsatz bei der **Arbeit mit Paaren**:

Hier könnte der gemeinsame „Beziehungsweg" im Mittelpunkt stehen und entsprechend dargestellt und gewürdigt werden. Vorstellbar ist es auch, die beiden Lebenslinien zusammenkommen zu lassen, dann herauszuarbeiten welche Bedeutung die jeweilige Linie für die gemeinsame hat.

Die Kombination mit anderen Techniken wie zirkuläres Fragen, Beobachtungs- oder Hausaufgaben, mit der Wunderfrage oder verschiedenen Verordnungen, ist in Einzelfällen sinnvoll.

Indikation

Bei allen Lebenskrisen, insbesondere nach Trennung der Eltern, bei pubertären Störungen, Ablösungsprozessen, Themen wie Adoptiv- oder Pflegekinder, aber auch bei dissozialen Kindern oder Jugendlichen, kann es für alle sehr aufschlussreich sein, entlang der Lebenslinie zu laufen.

Bei Erwachsenen ist die Lebenslinienarbeit bei vielen Indikationen angebracht: Trennungsproblematik, Beziehungs- oder Lebenskrisen, Konflikte mit den eigenen Eltern bezüglich der Erziehung der eigenen Kinder usw.

Kontraindikation

Nicht geeignet bei akuten Psychosen. Bei schweren Depressionen nicht in allen Fällen, in einigen aber gerade dann! Hier sollte man zunächst behutsame Schritte unternehmen.

Vorsicht bei Suizidalität – unbedingt um Erlaubnis fragen: Dann kann es aber in Einzelfällen auch sehr hilfreich sein.

Material

Man kann z.B. sowohl mit einer Linie aus einem **Seil** oder einer **Kordel**, Bändern, einer gedachten Linie oder einem zufällig im Boden vorhandenen Muster arbeiten.

Die einzelnen Stationen/Markierungen können mit Gegenständen gefüllt werde, die im Raum vorhanden sind, beispielsweise mit **Handpuppen**, **Tieren**, aber auch **Postkarten** o.ä.

Grundsätzlich ist jedoch alles denkbar, was der Klient verwenden möchte.

Manchmal ist es hilfreich, die verschiedenen Situationen einfach zu benennen und auf ein Kärtchen schreiben zu lassen (gerne mit einem Datum oder Jahr) oder ein Bild dazu zu malen **(Papier, bunter Karton, Tapetenrolle, Stifte aller Art)**.

Setting

ET; FT; PT

Therapeutische Geschichten und Märchen

Idee

Brett (1995) bezeichnet therapeutische Geschichten als personifizierte Märchen. Das Kind identifiziert sich mit der Hauptperson/dem Helden, erlebt, dass es Altersgenossen gibt, die ähnliche Probleme haben, die aber vielleicht mit der Lösung schon weiter sind. Es fühlt sich darin bestärkt, seine eigenen Fähigkeiten einzusetzen, um der ganzen Sache eine positive Wendung zu geben.

Methode

Die Eltern oder der Therapeut erfinden eine Geschichte/Märchen, z. B. zur Guten Nacht, worin Elemente eingebaut werden, mit denen sich das Kind identifizieren kann (gleiches Alter wie die Hauptperson/der Held in der Geschichte, gleiche Lieblingsfarbe oder ganz ähnliches Problem ...). Es sollte unbedingt mit den Fähigkeiten des Kindes/der Hauptperson gearbeitet werden, so dass deutlich wird, wie es/sie selbst zu einem positiven Ausgang beigetragen hat.

Im Verlauf der Geschichte kann eine Lösung aufgezeigt werden, oder aber die Geschichte endet mit der Frage:

„Was denkst du denn, was jetzt helfen könnte?" oder *„Was glaubst du, sollte das Mädchen als Nächstes tun ...?"*

Alternativ kann der Behandelnde auch eine solche Geschichte erzählen, während er z. B. eine Untersuchung durchführt oder etwas vorbereitet und das Kind vorher gefragt hat, ob es vielleicht etwas über ein Mädchen/einen Jungen hören möchte, das/der einmal ein ganz ähnliches Problem hatte ...

Tipp

Ähnlichkeiten zwischen dem Kind und dem Helden sollten geschickt und nicht allzu offensichtlich eingeflochten werden.

Erzählpausen:

Manchmal lohnt es sich auch, vor dem Weitererzählen das Kind zu fragen, ob es eine Idee hat, wie die Geschichte denn wohl ausgehen oder wer noch ein Helfer für die Hauptperson sein könnte.

„Was meinst du denn, was der Junge dann unternommen hat?"

Oder:

„Kannst du dir vorstellen, ob es jemanden gibt, der ihm (ihr) jetzt besonders gut helfen könnte?"

Es gibt Kinder, die wunderbare Lösungsideen entwickeln, auf die alle anderen Beteiligten noch nicht gekommen sind.

Auch wenn das Kind nicht sofort selbst weitere Vorschläge macht, ist es trotzdem wichtig, gefragt zu haben. Die Frage wirkt nach und kann auch im Verlauf noch zu Ideen führen. Man kann dann jederzeit diesen Faden wieder aufnehmen und noch weiterfragen oder die Geschichte fortschreiben.

Zeichnen der Helferfigur:

Einige Kinder begeistern sich für bestimmte Helferfiguren, die in einer Geschichte auftauchen, oder haben selbst eine benannt, die sie aus einem anderen Zusammenhang kannten. Diese kann man dann auch noch malen und das Bild zuhause an einer besonderen Stelle anbringen lassen, z. B. über dem Bett oder am Schreibtisch, um die Botschaft aus der Geschichte weiter zu verankern.

(Siehe auch Seite 120/Cartoon-Therapie)

Ein Fallbeispiel:

Matthes, sieben Jahre, mit großen morgendlichen Anlaufschwierigkeiten, hat sich beim Anhören der Geschichte an den Bauernhof seiner Großeltern erinnert. Seine Begeisterung für das Landleben war bereits in die ersonnene Geschichte mit eingeflossen, Besuche dort hatten selten Probleme beim Aufstehen mit sich gebracht. So entstand bei der anschließenden Mal-Aktion recht schnell seine Helferfigur „Jacques, der Hahn".

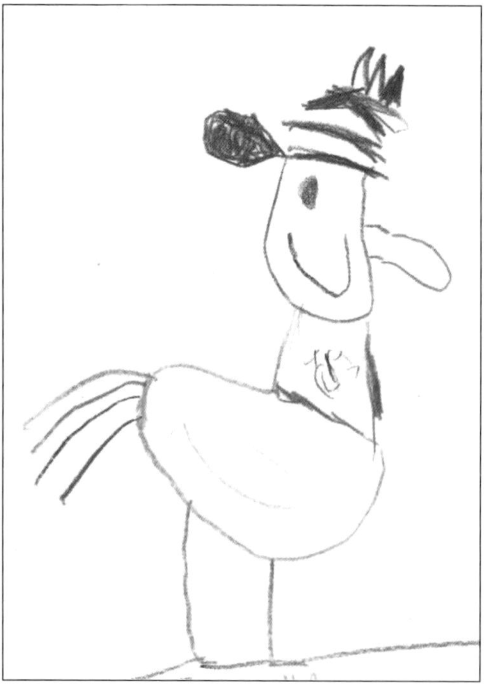

Abbildung 10: „Jacques, der Hahn", der morgens beim Aufstehen helfen soll …

Indikation

Für fast alle Anliegen geeignet, am besten in der Altersgruppe bis zehn Jahre, obwohl man inzwischen immer mehr dazu übergeht, therapeutische Geschichten auch in der Arbeit mit Erwachsenen oder auch Familien einzusetzen (Hammel, 2009). Die Erzählungen unterstützen die Lösungssuche, liefern Beispiele für mögliche erste Schritte, können Veränderungsimpulse setzen und laden zur vertieften Reflexion ein.

Kontraindikation

Keine

Setting

ET; FT

Zaubern

Idee

Beim Zaubern mit Kindern, Jugendlichen, Erwachsenen oder ganzen Familien geht es immer um das Entdecken neuer Seiten und Fähigkeiten. Es beinhaltet Verblüffen, Überraschen, etwas Unerwartetes – alles Dinge, die wir in problembehafteten Situationen sinnvoll nutzen können.

Manchmal steht im Mittelpunkt, durch einfache Tricks andere Sichtweisen oder Wege aufzuzeigen, ein Umdenken anzuregen, anschaulich vorzuführen, „wie sich der Knoten doch noch ganz leicht löst …" (Neumeyer, 2000).

Einige Zauberkunststücke lassen sich wunderbar in eine Beratungssequenz einbauen, können eine erfolgreiche Begleitung zu einem besonderen Abschluss bringen oder zwischendrin für eine unerwartete Inspiration sorgen.

Und natürlich tun sie ganz viel für die Beziehung zum Klienten …

Methode

Bei der Auswahl eines Zaubertricks steht eine breite Palette an Möglichkeiten zur Verfügung; diese reicht von einfachen Kartentricks bis zu aufwendigem Verschwinden-Lassen oder Knoten-Lösen.

Einige Vorschläge für einfache Zaubertricks:

„Die richtige Karte erraten"

Ein schöner Einstieg mit Hilfe eines klassischen Kartenspiels gelingt mit diesem Kunststück, seinem „Publikum" zu zeigen, dass man eine Karte wiederentdeckt, die man zuvor noch nicht gesehen hat. Diese Karte, die jemand aus dem Kartenstapel gezogen und nur dem übrigen Publikum, aber nicht dem Zauberkünstler bekannt gemacht hat, wird unter den Kartenstapel gegeben, dann mit einer Anzahl Karten bedeckt.

Die gesuchte Karte lässt sich aber dennoch leicht wiederfinden und dem erstaunten Publikum demonstrieren, wenn man weiß, welche andere Karte zuunterst lag …

Oder:

„Der Tuchknoten-Trick"

Die Frage an die Zuschauer lautet, ob es möglich ist, ein Tuch, das man in beiden Händen hält, ohne loszulassen zu verknoten.

Dazu stellt man sich mit überkreuzten Armen so hin, dass man das Tuch darunter mit beiden Händen jeweils an diagonalen Enden festhält. Löst man nun seine Armhaltung, verknotet sich das Tuch, ohne dass es losgelassen wird.

➲ **Tipp**

Gerade in der Arbeit mit Kindern oder Jugendlichen, die wenig Selbstvertrauen haben, kann das Demonstrieren und anschließende Einführen in den Zaubertrick den Wunsch auslösen, diesen ebenfalls zu erlernen. Es erweitert die eigenen Fähigkeiten um ein besonderes Geschick, wenn nach einigem Üben der Erfolg einsetzt und das Gelernte der Familie oder den Schulkameraden vorgeführt werden kann.

Insbesondere Kindern, die sehr schüchtern sind, gelingt es damit häufig, ihre Unsicherheit oder Ängstlichkeit zu überwinden. Mit Hilfe des Zauberkunststücks eröffnen sich neue Möglichkeiten und das Selbstvertrauen wächst.

„Die Feen-Rakete"

Die Feen-Rakete nach A. Neumeyer, die mit Hilfe eines Teebeutels gestartet wird, ist ebenfalls wunderbar für eine spannende Intervention geeignet, in der man die Probleme davonfliegen lässt. Sie kann in die verschiedensten Methoden eingebaut werden und läuft grundsätzlich folgendermaßen ab:

Ein normaler Teebeutel wird mit der Frage gezeigt, ob dieser denn wohl fliegen könne.

Hier kommt die Geschichte einer kleinen Fee ins Spiel, die auf einer einsamen Insel gestrandet ist und nur noch einen Teebeutel bei sich hat. Sie ist eine kluge kleine Fee und plant gerade ihr Entkommen von der Insel, als die böse Hexe, die sie dorthin verbannt hat, wieder auftaucht. Die Fee will den Teebeutel als Rakete nutzen und fliehen. Sie hat sich überlegt, dass ihr das Bändchen mit dem Etikett als Zündschnur und der Tee als Treibstoff dienen könnten. Aber die Hexe verhindert das, indem sie sofort das Etikett vom Teebeutel weghext (an dieser Stelle reißt man genau dieses ab).

Als die Fee es trotzdem weiter versucht, kommt die Hexe zurück und reißt das Bändchen ab (auch das wird dann demonstriert). Schließlich entfernt die böse Hexe auch noch den Treibstoff, nämlich den Tee (wird weggeschüttet). Darüber ist die kleine Fee so verzweifelt, dass sie sich hinsetzt und dicke schillernde Feentränen weint.

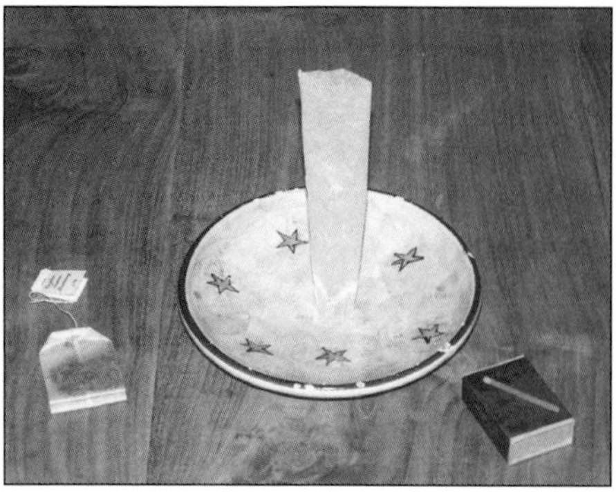

Abbildung 11: Vorsicht: Nicht jeder Teebeutel ist geeignet. Unbedingt vorher ausprobieren!

Aber schließlich lässt sich die Fee nicht weiter entmutigen und nimmt sich den leeren, abgerupften Teebeutel vor, entzündet die Rakete und setzt sich darauf …

(Nachdem man in den verschiedenen Erzählschritten erst das Etikett, dann das Bändchen und schließlich den Tee selbst entfernt hat, wird das übriggebliebene leere Säckchen, aufrecht auf einem Teller stehend, am oberen Rand entzündet – und beginnt irgendwann plötzlich nach oben zu steigen.)

… und die Fee schafft es, von der Insel der bösen Hexe zu entfliehen!

Ob es nun die kleine Fee ist, die wider Erwarten doch noch der bösen Hexe entkommt, oder der eine oder andere Wunsch, der sich in den Himmel erhebt, darf jeder Anwender selbst entscheiden …

Hier noch einmal der Sicherheitshinweis: Nicht jeder Teebeutel ist geeignet! Unbedingt vorher ausprobieren!

„Der Zauber-Handschuh"

Bei unangenehmen Eingriffen wie Blutabnahmen kann der Trick mit dem Zauberhandschuh gerade bei jüngeren Kindern (v. a. Vorschul- und erste Hälfte Grundschulalter) eine hilfreiche Ablenkung bieten.

Dazu wird während der Vorbereitung der Prozedur das Kind bereits gefragt, ob es den Zauber-Handschuh probieren möchte, der helfen kann, dass man den Schmerz durch den Einstich oder im Verlauf der Blutabnahme weniger spürt.

Meist sind die Kinder so neugierig, dass sie spontan zustimmen. Also wird anschließend erklärt, dass dieser spezielle Handschuh unsichtbar ist und daher besonderer Beachtung bedarf. Man holt das verzauberte Stück nun mit pantomimischer Untermalung aus seinem Schreibtisch, Schrank oder der Kitteltasche und beginnt, es dem Kind – mit allerlei Hinweisen und Nachzupfen – auf den ausgewählten Unterarm zu ziehen. Die Kinder sind in der Regel so fasziniert, diesem Objekt nachzuspüren, dass man die Blutabnahme problemlos durchführen kann, während man noch darüber fachsimpelt.

Aber bitte keinesfalls vergessen, den Zauber-Handschuh auch wieder auszuziehen, denn er ist einmalig und wird sicher noch weitere Male gebraucht!

Indikation

Schadet nie und macht Spaß.

Kontraindikation

Man sollte diese Methode nur dann anwenden, wenn man selbst Gefallen an diesen Techniken findet. Nichts ist unangenehmer als ein qualvoll einstudierter Zaubertrick, der einfach nie richtig gelingen will!

Aber vielleicht lässt sich stattdessen etwas Anderes finden, das ebenso eindrucksvoll eingesetzt werden kann – schließlich entdecken wir alle an uns immer wieder neue Talente, ob es das Mit-den-Ohren-Wackeln oder eine kleine Zahlenspielerei ist.

Einfach mal nachdenken, ob es aus der eigenen Kindheit noch etwas in dieser Richtung gibt, meist wird man unerwarteter Weise doch fündig …

Setting

ET; GT; FT

3.2 Interventionen für Zuhause

Talismane, Mut-Steine und andere Helfer

Idee

Die mitgegebenen Dinge sollen an eine bestimmte Fähigkeit oder Aufgabe erinnern, sollen eine therapeutische Botschaft verankern, die in Krisensituationen wieder hervorgeholt werden kann.

Methode und Materialien:

Wer mit Klienten – egal welchen Alters – arbeitet, sollte einen Schatz an solchen „Dingen" vorrätig haben.

Talismane und Mut-Steine können auf Spaziergängen oder im Urlaub gesammelt (**Kiesel und Muscheln** am Strand, **Kastanien**, **Federn**, **Blätter** o.ä.), erworben (kleine Präsente/Werbegeschenke wie **Murmeln**, kleine **Tierfiguren**, **Symbole** o. ä.) oder gebastelt werden **(kleine Filzkugeln, Figürchen aus Salzteig, Handschmeichler aus Speckstein, Schlüsselanhänger ...).**

Bei besonderen therapeutischen Aufträgen kann ein Stein oder ein kleines Püppchen o. ä. als Erinnerung an den Auftrag (wie der Knoten im Taschentuch) mitgegeben werden.

Beispiel:

Als Yvonne Dolan vor einigen Jahren bei uns in der Klinik zu Gast war, gab sie eine Live-Demonstration mit einer schwer traumatisierten jungen Klientin. Zum Ende der Sitzung, sozusagen in der Feedbackrunde, fing sie an in ihrer Tasche herumzusuchen und holte eine Engelsfigur hervor, die sie mit folgender Botschaft der Klientin mitgab:

„Dieser Engel drückt meine Bewunderung für dich aus und wird dich immer an unser Gespräch erinnern und dir Mut machen."

Die Klientin trägt den Engel immer noch bei sich ...

Tipp

Es lohnt sich, eine (Schatz-)Kiste oder eine besondere Schublade dafür in der Praxis zu reservieren, in der solche Vorräte bereitliegen.

Ein fester Platz dafür ist eine gute Idee, denn Kinder lieben diese Rituale und merken sie sich sofort.

In den Gruppentherapien lassen wir die teilnehmenden Klienten am Anfang eine Schatzkiste bauen für eben diese Talismane. Als Therapeuten sind wir immer wieder überrascht, wie gut die Klienten auch viel später noch wissen, was die einzelnen Gegenstände damals bedeutet haben.

Am Ende jeder Gruppensitzung gibt es – quasi als Ritual – einen Talisman als sogenannten „Komplimentestein".

Indikation

Ganz allgemein zur **Verstärkung / Verankerung** (s. Seite 105).

Eignet sich besonders gut bei allen Ängsten (z. B. Trennungs- und Schulangst und Angst vor dem Einschlafen, Angst vor Klassenarbeiten und Prüfungen usw.).

Auch in der psychotherapeutischen Arbeit mit geistig behinderten Menschen sind die Talismane oder Glücksbringer sehr nützlich und schaffen Verbindlichkeit.

Es schadet nie! Man sorgt durch diese Kleinigkeiten auch dafür, dass Therapie über die Therapiestunde hinaus wirkt.

Kontraindikation

Eigentlich keine, universell einsetzbar. Funktioniert allerdings nur dann, wenn der „Draht" zum Klienten stimmt.

Immer eine schöne Geste, die nachklingt!

Setting

ET; PT; FT; GT

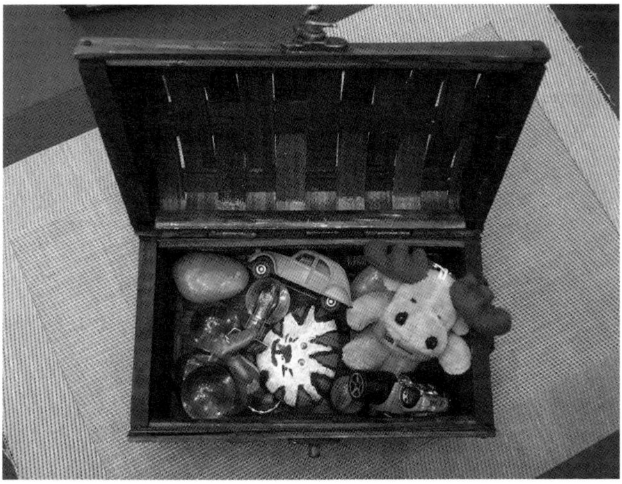

Abbildung 11a: Schatzkiste

Traumfänger und Sorgenpüppchen

Idee

Diese Gegenstände fungieren als Schutzfaktor oder als Anker. Sie helfen z. B., eine therapeutische Geschichte beim Kind nachklingen zu lassen, unterstützen die Erinnerung an das Ritual, mit denen das Objekt überreicht wurde.

Oder es ist eine einfache Methode, dafür zu sorgen, dass der Helfer immer irgendwie in der Nähe ist. So wirkt man als Therapeut übrigens auch über die Sitzung hinaus …

Methode

Diese Materialien kennen wir typischerweise aus Eine-Welt-Läden oder von Weihnachtsmärkten o.ä.

Sie finden sich auch auf Urlaubsreisen nach Nord-, Süd- oder Mittelamerika bzw. Asien, in Basaren von Schulen und auf anderen wohltätigen Veranstaltungen.

Wir erleben immer wieder, dass z. B. Traumfänger auch mit den Kindern in Kindergärten, Schulen oder von bastelfreudigen Familienmitgliedern selbst gemacht werden – das ist natürlich eine besonders gute Idee.

Und man hört nicht auf, sich zu wundern, wie kreativ Eltern manchmal sein können.

Ein Fallbeispiel:

Vom Vater des fünfjährigen Jan-Philipp wurde berichtet, dass der Traumfänger in einer Phase ausgeprägter abendlicher Ängste vor Dunkelheit und dem Einschlafen im Allgemeinen eine große Hilfe gewesen sei, insbesondere wegen der großen Begeisterung des Jungen für Indianer.

Auf einer Urlaubsreise habe man jedoch vergessen den Traumfänger, der über der Kinderzimmertür hing, mitzunehmen, so dass die Not am ersten Abend im Hotel groß gewesen sei. Vor lauter Verzweiflung habe der Vater den unsichtbaren „Reise-Traumfänger" ausgepackt und ihn mit pantomimischer Untermalung an der Tür des Hotelzimmers befestigt, woraufhin Jan-Philipp beruhigt eingeschlafen sei.

Seitdem ist diese Traumfänger-Variante noch für eine Weile ein wichtiges Reiseutensil der Familie gewesen, und der Junge habe immer schon selber daran erinnert, diesen unsichtbaren Genossen auch keinesfalls zu vergessen.

➲ Tipp

Eine Mutter berichtete, sie habe mit ihrer fünfjährigen Tochter auch die Materialien zum Basteln eines Traumfängers gemeinsam gesammelt, d. h. von draußen kleine Vogelfedern, aus der Kiste mit den Stoffresten einige Lederschnüre und bunte Bänder, aus dem Gartenhäuschen den Blumendraht, von der Oma ein paar Perlen.

Anschließend habe man den Traumfänger gemeinsam hergestellt und dabei immer wieder die Geschichte von der Indianermama erzählt.

Indikation

Ideal bei Einschlafstörungen, Albträumen, nächtlichem Aufwachen.

Der Traumfänger lässt sich wunderbar mit einer „Therapeutischen Geschichte" (siehe Seite 125) kombinieren und wirkt bei Erwachsenen wie bei Kindern. Er unterstützt im Übrigen die therapeutische Beziehung!

Kontraindikation

Bislang keine bekannt

Setting

ET; FT

Der angstlösende Faden

Idee

Vertrauen und Zuversicht schaffen bei angstbedingten Schlafstörungen.

Methode

Patient und Eltern(-teil) bekommen die Aufgabe, zu Hause einen schönen Faden herauszusuchen, der lang genug ist, um vom Bett des Kindes bis zum elterlichen Schlafplatz zu reichen. Dann sollen sie gemeinsam den Faden/das Band an beiden Orten anbringen und zwar so, dass das Kind ihn nachts problemlos fühlen kann.

Das Kind kann sich auch jederzeit durch Ziehen an dem Faden vergewissern, dass am anderen Ende der Leitung jemand ist.

Es kann so eine sichtbare „Brücke" bauen. Man kann z. B. anschließend noch mal das Kind mit geschlossenen Augen daran entlang zum Elternbett führen.

Die Steigerung ist das Festbinden des Fadens am Handgelenk eines der Eltern bzw. des Kindes. Das stellt noch mehr Nähe her und führt manchmal zu ganz lustigen Spielchen. Ein Vater hatte sich den Faden sogar an den großen Zeh gebunden …

➲ Tipp

Das Band oder der Faden könnte in der Lieblingsfarbe des Kindes ausgesucht werden, evtl. eine Botschaft auf einem Zettel daran befestigt werden.

Es kann den Faden beim Einschlafen auch in der Hand halten.

Indikation

Das Kind, das Einschlafprobleme hat oder Angst, alleine einzuschlafen.

Kontraindikation

Keine

Setting

ET; FT

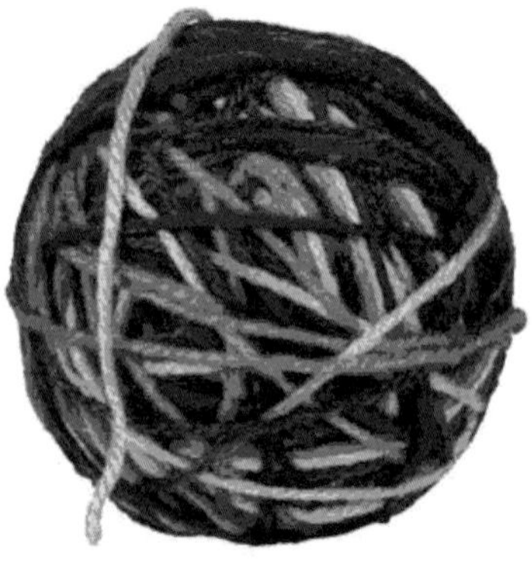

Abbildung 12: Angstlösender Faden …

Die Ampelkarten

Idee

Wie im meistens bekannten Schema der Verkehrsampel, stellen die Karten für das Kind ein klares Signal dar.

Die Methode bietet Eltern eine rasche Reaktionsmöglichkeit, ohne Raum für Diskussionen, und die Kinder lernen anhand der Ergebnistabelle, ihr Verhalten zu steuern.

Methode

Die Familie erhält den Vorschlag, zu Hause ein Kartensystem im Sinne einer Ampel einzuführen, d.h., eine rote, eine grüne und eine gelbe Karte zu basteln.

Bei auftretenden typischen Problemsituationen kommen diese dann folgendermaßen zum Einsatz:

Die gelbe Karte (Gelb = ACHTUNG) wird zur **Verwarnung** eingesetzt.

Derjenige, an den sie sich richtet, weiß, dass bei Nicht-Beachten oder Nicht-Aufhören mit dem problematischen Verhalten, eine rote Karte droht.

Die rote Karte (Rot = STOPP) schließt sich an, wenn keine Änderung erfolgt ist, und löst die **Konsequenz** aus, z.B. das vorher angekündigte Aus-dem-Zimmer-schicken.

Die grüne Karte (Grün = O.K.) signalisiert die Rückkehr zum „Normalbetrieb" – **alles** ist **wieder o.k.**, wir versuchen es jetzt noch einmal …

Die grüne Karte kann natürlich auch eingesetzt werden, wenn etwas besonders gut gelungen ist oder um besondere Leistungen mit Kleinigkeiten zu honorieren oder um rote Karten auszugleichen.

Am Ende des Tages kann abgerechnet werden, wobei am Anfang der Intervention festgelegt werden sollte, ob grüne Karten die roten wieder aufheben können.

Es kann auch eine Bilanztabelle erstellt werden:

3 grüne Karten oder mehr bedeutet …

2 grüne Karten bedeutet …

1 grüne Karte bedeutet …

Gleichstand bedeutet …

1 rote Karte bedeutet …

2 rote Karten bedeutet …

usw.

➲ **Tipp**

Manchmal haben Kinder oder Eltern die Idee, die Karten selbst zu basteln oder zu malen. Das macht die Methode natürlich noch attraktiver und präsenter.

Häufig ist diese Intervention mit einem Gespräch darüber verbunden, welche Regeln es in der Familie denn überhaupt schon gibt, an die sich alle halten sollen.

Nicht selten stellt man fest, dass darüber bisher noch wenig gesprochen wurde, und man nimmt dies als einen willkommenen Anlass, es nun zu tun.

(Siehe auch „Regel des Monats", Seite 139).

Es muss allerdings vor Einsatz der Karten klar sein, was die positive oder negative Konsequenz sein wird.

Indikation

Problematisches, störendes Verhalten jeder Form.

Besonders gut geeignet für Familien, die dazu neigen, alles immer wieder bis ins kleinste Detail zu diskutieren, ohne dass sich konkrete Lösungen ergeben, und für Eltern, die das Gefühl haben, mit ihren pädagogischen Vorgaben nicht wirklich erfolgreich gewesen zu sein.

Kontraindikation

Es gelingt nur, wenn alle das System verstanden haben und bereit sind mitzuziehen.

Setting

FT

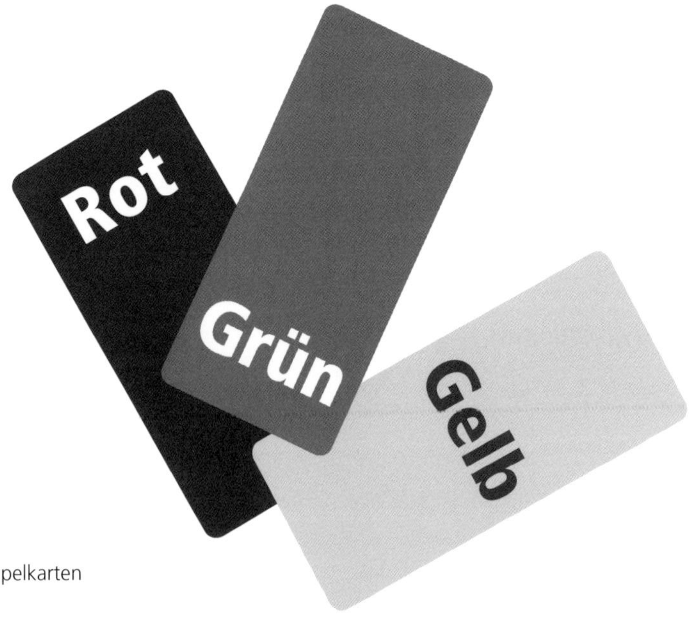

Abbildung 13: Ampelkarten

Die Regel des Monats

Idee

Es ist oft ganz wichtig, mit einer kleinen Regel anzufangen, die relativ leicht umzusetzen ist, damit es überhaupt funktionieren kann und die Motivation für weitere Schritte wächst. Auf diese Weise bleibt die ganze Zeit sehr klar, was der jeweilige Arbeitsauftrag ist – und es ist ein Ansatz, der machbar ist …

Manche Eltern haben gleich eine ganze Palette an Regeln im Kopf, die sie gerne eingeführt wüssten. Auch hier bringen kleine Schritte Zuversicht für die nächsten, größeren Schritte.

Methode

Mit einer **„Regel des Monats“** oder auch zunächst nur einer **„Regel der Woche“** kann man gemeinsam und Schritt für Schritt an jeweils genau einem bestimmten Problem arbeiten.

In manchen Familien könnte es erforderlich sein, mit einer Regel des Tages zu arbeiten.

Tipp

Zusätzlich zum Besprechen der ausgewählten Regel kann diese noch auf ein Blatt o. ä. geschrieben (oder gemalt) und als Erinnerungshilfe an einer gut sichtbaren Stelle zu Hause aufgehängt werden; meist gibt es von einzelnen Familienmitgliedern dazu ganz automatisch sehr kreative Vorschläge.

Und: Die Regel gilt für alle!

Beim Aufhängen der Regel bitte darauf achten, dass das Haus nicht mit Regelwerk tapeziert wird. Dann vergeht einem die Lust und die Intervention verpufft.

Indikation

Sinnvoll z. B. bei Störungsbildern wie ADHS, oppositionellem Verhalten oder einer geringen Motivationslage bzw. bei elterlicher Inkonsistenz.

Kontraindikation

Keine

Setting

FT; ET

Die „Regel des Monats“ wird meistens im Rahmen einer Familientherapie eingesetzt.

Sie wirkt bei guter Motivationslage, aber genauso im einzeltherapeutischen Setting. Der Klient kann sich eine Regel „auferlegen“ und diese für einen fest umschriebenen Zeitraum einüben.

Urkunden

Idee

Das Gelernte wird noch einmal hervorgehoben, gewürdigt und für zu Hause in den Mittelpunkt gestellt. Die Urkunde, z. B. im Kinderzimmer über dem Bett oder Schreibtisch, dient als positive Erinnerungshilfe.

Methode

„Wir sind stolz auf dich!"

„Du bist großartig!"

„In den letzten Wochen hast du es hingekriegt, dass …!"

„Ich freue mich, dass du es geschafft hast, …!"

„Wir haben immer gewusst, dass du es hinkriegst!"

… und viele andere Ideen mehr lassen sich wunderbar auf Urkunden verewigen, um dem Kind (oder Jugendlichen) eine Rückmeldung darüber zu geben, wie es/er es geschafft hat, das Problem zu lösen.

Der Inhalt sollte unbedingt lösungs- und ressourcenorientiert formuliert sein, statt:

„Du machst nun nicht mehr ins Bett!"

Besser:

„Du hast es geschafft, dass dein Bett morgens trocken ist!"

Die Urkunde kann in einem besonderen Moment mit feierlicher Stimme überreicht werden. Es darf natürlich auch im Kreise der Familie sein (Kind vorher fragen!) oder vor dem Praxisteam. Gleichzeitig kann ein Talisman oder ein Helfer-Stein (siehe S. 132) mitgegeben werden, damit es weiter so gut klappt.

Tipp

Mit ein paar bunten Stiften, Aufklebern, (Praxis-)Stempel u. ä. schnell gemacht und sehr wirkungsvoll!

Ein paar bunte Kopiervorlagen in der Schublade, in die nur noch der Name eingetragen werden muss, sowie der Hinweis auf das Geschaffte, erleichtern die schnelle Umsetzung.

Indikation

Eignet sich z. B. zum Abschluss einer therapeutischen Begleitung, wann immer ein problematisches Verhalten deutlich rückläufig ist, für viele verschiedene

Anliegen wie Bettnässen, Lügen, Aggressionen, Hausaufgabenverweigerung usw.

Kontraindikation

Keine: Loben schadet nie, wenn es von Herzen kommt!

Setting

ET; FT; GT

Wichtig:
Auch Eltern haben manchmal eine Urkunde verdient!

Kapitel 3: Indikationen – oder: Was hilft wann am besten?

Dieser Teil des Buches ist so konzipiert, dass je nach Störungsbild bzw. Verhaltensauffälligkeit nachgeschlagen werden kann, welche Interventionen in diesem Fall besonders geeignet sein können.

Vorweg muss noch einmal betont werden, dass alle empfohlenen Maßnahmen sowohl in bestimmten Fällen gleich zu Beginn einer Konsultation angewandt werden können oder auch erst, nachdem eine Diagnose gestellt und ggf. bereits andere Therapieversuche unternommen wurde(n).

Dazu im Einzelfall mehr im Rahmen der verschiedenen Indikationen.

Natürlich gilt wie bei allem, dass bei einer massiven Symptomatik, deutlicher Chronizität oder starker Beeinträchtigung bzw. großem Leidensdruck, allem weiteren Handeln eine fachärztliche Abklärung vorzuschalten ist.

Das ist ebenfalls erforderlich, wenn die vorgeschlagenen „Tipps und Tricks" keinerlei Besserung bringen bzw. der erhoffte Erfolg ausbleibt.

In diesem Kapitel wurde bei einzelnen Indikationen die **„Psychoedukation"** ergänzt. Dies dient sowohl zur weiteren Information des Lesers, vor allem aber dazu die Klienten/Patienten mit einem gewissen Hintergrundwissen zu versorgen und damit in ihrer Selbstwirksamkeit und -steuerung zu stärken. Dies stellt aus unserer Sicht einen zunehmend wichtigeren Ansatz dar, der in der Praxis auch bei jüngeren Kindern in altersangepasster Art und Weise schon sehr wirksam ist.

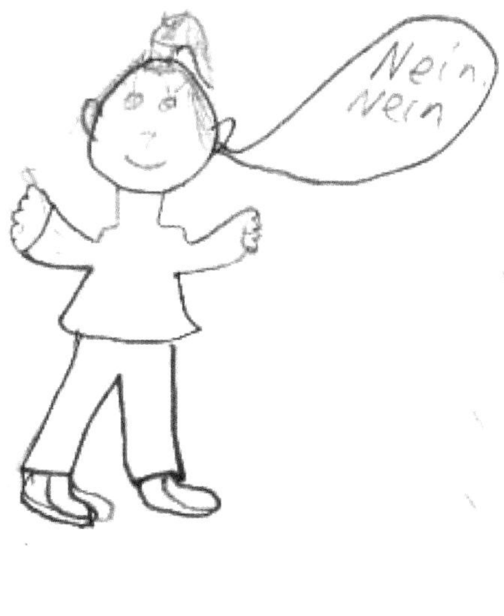

Abbildung 14: Selbstbildnis
(Mädchen, 5 Jahre, mit Wutanfällen)

Aggressives Verhalten

Petermann und Petermann (2007) betonen die Bedeutung eines erweiterten Verhaltensrepertoires, wie auch die Stärkung der Ressourcen von Kind und Familie im Kontext von Aggression und gewalttätigem Verhalten.

Aggressives Verhalten kommt als Symptom bei sehr verschiedenen Diagnosen vor. Diese reichen von „Störung des Sozialverhaltens" über „oppositionelles Trotzverhalten" bis hin zu „Hyperkinetischen Störungen", mit oder ohne Aufmerksamkeitsproblematik. Ein vielfältiges und kreatives „multimodales" Vorgehen ist hier oft die einzige Chance. Die medikamentöse Variante sollte immer die letzte bleiben, außer bei massiver Eigen- oder Fremdgefährdung.
Ebenso müssen die häufig bei aggressiver Problematik bedeutsamen genetischen und psychosozialen Risikofaktoren Berücksichtigung finden, insbesondere häusliche Gewalt, Vernachlässigung und andere Traumatisierungen.

Neben Ansätzen wie Entspannungstechniken, dem Aufbau sozialer Kompetenzen, angemessener Selbstbehauptung und dem Einüben von Selbstkontrolle in verhaltenstherapeutischen Kinder- oder Jugendgruppen sowie in der Familientherapie, können folgende Interventionen dazu dienen, Gesprächssituationen zu entzerren, erste Erfolge weiter zu stabilisieren oder Eltern zusätzliche Ideen für den Umgang im Alltag zu vermitteln.

Psychoedukation

Um die richtige therapeutische Herangehensweise herauszufinden, sollte exploriert werden, ob der aggressive Klient nicht selbst Gewalterfahrungen gemacht hat, um auszuschließen, dass er Gewalt als Schutzstrategie einsetzt, im Sinne eines gelernten Verhaltens. Es gibt darüber hinaus viele Gründe, warum Kinder und Jugendliche aggressiv handeln. Daher gibt es auch nicht „die eine" Intervention.

- **Fragen nach Ausnahmen** (siehe Seite 47)
- **Externalisieren** (siehe Seite 63)
- **Zirkuläres Fragen** (siehe Seite 57)
- **Beobachtungsaufgaben** (siehe Seite 75)

  Diese können an Bezugspersonen gerichtet werden:

„Bitte achten Sie in den nächsten … Wochen auf all die Situationen, in denen … kein problematisches Verhalten gezeigt hat.“

Der Veränderungsdetektiv (siehe Seite 86)

Diese Aufgabe kann je nach Klient eine weitere Interventionsform darstellen, nur wird dabei der Auftrag direkt an ihn gerichtet und im Umfeld beobachtet, nachdem Eltern beispielsweise eine Veränderung im Alltag umsetzen wollen:

„Versuche bis zum nächsten Mal herauszufinden, was dein Vater/deine Mutter anders machen, von dem du sagst, dass es eine gute Veränderung ist!“

Auch hier kann es verschiedene Ideen seitens der Familie/des Umfeldes geben, die einen weiteren Beitrag zur allgemeinen Deeskalation leisten können.

- **So-tun-als-ob** (siehe Seite 103)

Beim **Externalisieren** bietet es sich an, mit dem **„Zwei-Instanzen-Modell“** zu arbeiten, d. h. eine Instanz des Klienten ist der aggressive Böse, die zweite Instanz ist letztendlich der, der das Kind oder der Erwachsene eigentlich sein möchte, dessen Anteile auch im Ansatz schon da sind. Der Klient lernt mit der „bösen Instanz“ draußen in die Auseinandersetzung zu gehen.

Beispiele:

„Ich habe den Eindruck, es gibt zwei von dir/Ihnen – der eine Part ist der aggressive, der andere ist der nette, den wir heute noch gesehen haben …

Was meinst du/meinen Sie, wenn du/Sie eine Torte, die dein/Ihr Verhalten darstellt, aufteilen würdest/würden, wie groß wäre das Tortenstück des Bösen und wie groß das des Netten?“

„Was müsste passieren, damit das Tortenstück des Netten größer wird?“

Oder:

„Woran würdest du merken, dass der nette Teil die Oberhand gewinnt? Was würdest du dann anders machen?“

Vorsicht: Das Symptom verordnen oder paradox intervenieren ist hier aufgrund der Fremdgefährdung kontraindiziert!

Ein Beispiel aus der Praxis (M., 9 Jahre):

M. befand sich seit längerem wegen häufiger Aggressionen gegenüber Mitschülern sowie seiner Mutter bzw. seiner zwei Jahre jüngeren Schwester in ambulanter Behandlung. Unter dem Bild einer „Hyperkinetischen Störung des Sozialverhaltens" waren nach einer umfassenden diagnostischen Abklärung sowohl verschiedene medikamentöse Therapieversuche, als auch verhaltenstherapeutische Interventionen auf den Ebenen Kind/Familie/Schule nur mäßig erfolgreich.

Ein Durchbruch ergab sich nach folgendem Vorgehen:

M., seine Schwester und seine Eltern erhielten in einem Familiengespräch eine gemeinsame **Beobachtungsaufgabe,** kombiniert mit der **Verordnung einer Veränderung**, „verpackt" in ein „Detektiv-Spiel", das besonders den Kindern zusagte.

Die Aufgabe lautete: *„Überlegt euch bitte jeder eine Veränderung, von der die anderen in der Familie sagen werden, dass es eine gute Veränderung ist, und führt diese aus, ohne sie den anderen Familienmitgliedern zu verraten."*

Beobachtet dann bitte jeder bis zum nächsten Mal, was denn die Anderen wohl verändert haben könnten!"

Zur Verankerung dieses Ansatzes wurden alle Vier gebeten, ihre geplante „Veränderung" noch vor dem Ende des Gesprächs auf einen Zettel zu schreiben, der beim Berater/Therapeuten verbleiben sollte. Keiner durfte vom Anderen mitbekommen, was dieser notiert hatte.

Beim Folgetermin vier Wochen später erschienen alle Familienmitglieder in heiterer, fast aufgekratzter Stimmung und berichteten von einer besonders guten Phase ohne wesentliche Probleme. Sie brannten darauf, darüber zu berichten, was jeder von ihnen herausgefunden hatte, alle überzeugt, die jeweils Anderen „durchschaut" zu haben …

Zuerst wurden die Eltern gebeten, ihre Vermutungen über die stattgefundenen Veränderungen bei ihren Kindern zu berichten. Dies führte dazu, dass sowohl Vater als auch Mutter in einen längeren Dialog darüber gerieten, wer denn welche Beobachtungen gemacht und wie erlebt hatte, mit dem Ergebnis, dass die Kinder immer gespannter zuhörten und sich immer erstaunter darüber zeigten, was an positiven Entwicklungen aufgefallen war.

Nachdem schließlich auch die Kinder über ihre Feststellungen berichtet hatten, durfte das Rätsel gelöst werden, wobei deutlich wurde, dass – obwohl keiner die Veränderung des Anderen erkannt hatte – viele andere Verhaltensweisen positiv aufgefallen waren. M. hatte z. B. sein Vorhaben mit dem Satz: *„Ich werde meine Schwester nicht mehr hauen."* ganz konkret benannt, und ohne dass genau diese Veränderung aufgefallen war, hatten sowohl die Eltern als auch seine Schwester viele angenehme Seiten an ihm entdeckt …

Erst nach der Auflösung fiel aber allen auf, dass M. seine Schwester tatsächlich nicht mehr geschlagen hatte.

Angststörungen, wie z. B. Schulangst, Trennungsangst oder Prüfungsangst

Angst hat eine wichtige Schutzfunktion (Görlitz, 2005), sie kann den Klienten aber auch lähmen. In der Therapie der Angststörung kommt es darauf an, die Angst zurück auf ihre Schutzfunktion zu regulieren.

Psychoedukation

Dazu ist es u. U. wichtig, den Klienten – Kind, Jugendlicher oder Erwachsener – über die Vorgänge im Gehirn aufzuklären. Rotthaus (2015) weist darauf hin, dass es sich in fast jedem Fall als hilfreich erwiesen hat, das Zusammenspiel von Amygdala als Angstzentrum und Frontalhirn als Bewertungsinstanz der jeweiligen Situation zu erläutern. Er vergleicht die Rolle dieser Achse metaphorisch mit einem Wachhund, der nur dann wertvoll ist, wenn er nicht bei jedem Anlass anschlägt, sondern nur dann, wenn wirklich Gefahr droht. Der Wachhund muss also – genau wie unser Gehirn – erzogen werden.

Bei allem darf man nicht vergessen, dass der Wachhund nicht erforderlich wäre, wenn nicht vorher ein Gefühl der Verunsicherung vorhanden gewesen wäre. Eine Angststörung kann unseres Erachtens v. a. dann entstehen, wenn sich der Klient nicht sicher fühlt. Es wird in der Begleitung und Therapie also häufig darauf ankommen, diese Sicherheit zu schaffen.

Dazu stehen viele kognitiv-verhaltenstherapeutische Behandlungsprogramme, Reizkonfrontationsverfahren sowie die medikamentöse Unterstützung im Vordergrund (Schneider, 2004), aber auch lösungs- und ressourcenorientierte, systemische Zugänge zur Verfügung (Rotthaus, 2015).

Bei Angststörungen im Erwachsenenalter sind die Ansätze vergleichbar. Die hier vorgeschlagenen Methoden lassen sich vom jungen Kindesalter bis hin zu Senioren anwenden.

- **Fragen nach Ausnahmen** (siehe Seite 47)

  „Wann ist es dir schon mal gelungen, die Angst zu besiegen?"

  „Was hast/haben du/Sie anders gemacht in den Zeiten, in denen du/Sie keine Angst hattest/hatten?"

- **Externalisieren** (siehe Seite 63)

  Die Angst malen lassen, die Angst wegpusten oder einsperren …

  Der Angst Grenzen setzen: Angst darf nur zu bestimmten Zeiten oder in bestimmten Räumen auftreten.

- **„Cartoon-Technik"** (siehe Seite 120)
- **Verordnen von symptomfreier Zeit/Raum** (siehe Seite 92)
- **Verordnen des Symptoms** (siehe Seite 78)
- **Ressourcen** (siehe Seite 44)

  „Wie hast du es schon mal geschafft, deine Angst zu besiegen?"

  „Welche deiner Stärken hast du dafür eingesetzt?"

  „Was hast du ausprobiert, das gut funktioniert hat?"
- **„Der angstlösende Faden"** (siehe Seite 136)
- **Therapeutische Geschichten** (siehe Seite 125)

  Rotthaus (2015) schlägt vor, als Hausaufgabe das Grimm-Märchen „Von einem, der auszog das Fürchten zu lernen" zu lesen und sich zu fragen, warum das nicht gelang …
- **Die Feen-Rakete** (siehe Seite 129)
- **Verankern** (siehe Seite 105)
- **Sonstige Fragen**

  „Hat Angst auch Vorteile?"

  Oder:

  „Können Sie der Angst auch etwas Gutes abgewinnen?"
- **Eigene Körperwahrnehmung stärken**

  (Massage-Techniken, „Körper-Landkarte"…)

Besonders **bei Kindern im Vorschulalter** geeignet:

Eine besonders schnelle und wirkungsvolle Intervention bei jüngeren Kindern ist der „angst-lösende Faden" ebenso wie das Externalisieren, z. B. das Wegpusten der Angst.

Es lohnt sich oft, die Kinder selbst zu fragen, was sie denn meinen, welche Methode am besten hilft, um die Angst loszuwerden.

Es ist immer wieder eindrucksvoll zu erleben, auf welche kreativen Ideen die Kinder selbst kommen – und die Ansätze, in die diese Vorschläge der Kinder integriert werden konnten, sind in der Regel die mit den größten Erfolgsaussichten.

Kombination verschiedener Interventionen

1. Externalisieren auf verschiedene Weisen plus Fragen

Ein Junge, fünf Jahre alt, hatte zum Beispiel die Idee, die Angst im Garten zu vergraben. Er hat dazu ein Bild gemalt, auf dem die Angst zu sehen war, dieses in eine kleine Kiste gesperrt und dann in der hintersten Ecke des Gartens vergraben.

Die Stelle, an der die Angst „verschwinden" sollte, hatte er selbst ausgesucht:

„Die kommt da hin, wo ich sie oben von meinem Zimmerfenster aus noch gut sehen kann.

Dann weiß ich immer, wo sie ist ..."

Anschließend gab es ein Gespräch darüber, warum es gut ist, dass die Angst nun dort begraben ist.

> *„Warum ist es gut ...?"*
>
> *„Woran merkst du das?"*
>
> *„Was könntest du sonst noch machen, falls die Angst wieder auftaucht?"*

2. Fragen nach Ausnahmen und Verordnen von symptomfreier Zeit

Eine junge Frau mit einer Sozialphobie wurde gefragt, ob es Zeiten gibt, in denen ihre Angst nicht da ist. Sie bejahte.

Anschließend wurde sie gebeten zu überlegen, wie lang denn diese Zeiträume sind, dann:

„Könnten Sie sich vorstellen, diese Zeit auszudehnen? Wenn ja, um wie viele Minuten?"

Aufmerksamkeitsdefizit-Hyperaktivitätsstörungen (ADHS)

Motorische Unruhe, Impulsivität und erhöhte Ablenkbarkeit gehören zu den häufigsten Beratungsanlässen im jüngeren Kindesalter, nicht selten in Verbindung mit oppositionellen Tendenzen und Schwierigkeiten mit Gleichaltrigen (Lehmkuhl & Holtmann, 2015). Ein Zusammenhang zwischen ungünstigen familiären Faktoren und dem Schweregrad/Verlauf wird berichtet.

Eine umfassende Diagnostik und insbesondere die Abgrenzung zu anderen möglichen Ursachen sowie die Erfassung der individuellen Lebenssituation, einschließlich möglicher Einschlaf- oder sonstiger körperlicher und psychischer Probleme, sind von wesentlicher Bedeutung.

Zum Krankheitsbild ADHS/ADS im Kindes- und Jugendalter bzw. bei Erwachsenen, hat sich in den letzten Jahren, auf der Basis eines multimodalen und individualisierten Vorgehens, ein breites Spektrum an Interventionsmöglichkeiten etabliert. Dabei bestimmen je nach Altersgruppe und Intensität der Problematik, neben dem Baustein der medikamentösen Therapie, grundsätzlich folgende Methoden das Vorgehen (auch hier sollte die medikamentöse Therapie nur dann zum Tragen kommen, wenn es nicht mehr anders geht):

Patientenzentrierte, eltern- und/oder familienzentrierte, kindergarten-/schul- oder umfeldzentrierte Interventionen, von Psychoedukation und kognitiver Therapie bis Elterntraining und gezielten Ansätzen in Schule, Kindergarten oder sonstigem Umfeld (Döpfner, Banaschewski & Sonuga-Barke, 2008).

Psychoedukation: Gerade AD(H)S-Patienten und ihre Eltern sind oft ratlos, weil sie sich dem problematischen Verhalten ausgeliefert fühlen. Wir haben die Erfahrung gemacht, dass eine fundierte Psychoedukation viel zum Verständnis und daher zum besseren Tolerieren der Symptomatik beitragen kann. Die Klienten und ihre Familien fühlen sich aufgeklärt und ernstgenommen, auch bereits im Vorschulalter.

Es reicht oft, die Aufmerksamkeitszentren im Gehirn zu erläutern, gerne ein Bild / eine Grafik dazu zu verwenden und etwas über die Informationsweitergabe zwischen den Nervenzellen zu erzählen. Das gelingt besonders gut, wenn man es mit einer eigenen kleinen Zeichnung zu unterstreichen versucht (Caby & Caby, 2017). In Zeiten von neuen Star Wars™-Abenteuern kann man sich auch solcher Begriffe wie (Weltraum-)„Transporter" und „Andockstationen" bedienen, um es für die Klienten noch anschaulicher zu machen …

Als ergänzende Interventionen kommen in Frage:

- **Rituale** und Regeln sind gerade im Alltag von ADHS-Familien wichtige Strukturierungshilfen, die zur Entlastung beitragen können.

  Hier kommt es besonders darauf an, schrittweise vorzugehen und nicht alles auf einmal erreichen zu wollen:

  „Welcher Vorschlag/welche Veränderung könnte aus eurer/Ihrer Sicht bis zum nächsten Mal umgesetzt werden?"

- Unterstützende Fragen, um den Erfolg der obigen Maßnahmen weiter zu stabilisieren. Dazu gehören insbesondere:

  - **Skalierungsfragen** (siehe Seite 50)

    sowie

  - **Fragen nach Veränderungen und ihre Würdigung** (siehe Seite 47 und 60)

    (evtl. in Verbindung mit der Wunderfrage)

    - *„Wer wird zuerst Veränderungen bemerken?"*
    - *„Welche Vorteile sind durch die Veränderung möglicherweise entstanden?"*

- **Reframing** (siehe Seite 55)

  „Mit so viel Ideenreichtum bleibt der Alltag auf jeden Fall spannend."

- Einen weiteren Aspekt, besonders bei ADHS-Familien, stellt die **Stärkung des Familiensystems** dar **(Ressourcenarbeit)**.

  - Kind und Eltern kennen lernen:
    - *„Was machst du/machen Sie gerne?"*
    - *„Gibt es Alltagssituationen, bei denen die Familie gut gemeinsam funktioniert?"*
    - *„Was hat schon immer gut geklappt, und wie haben Sie das gemacht?"*
  - Positive Erlebnisse und gemeinsam Erreichtes

- Dazu kommen Interventionen je nach Motivation wie:
  - **Beobachtungsaufgaben**, die ganz klassisch z. B. mit dem Auftrag beginnen können, bis zum nächsten Gesprächstermin zu verfolgen, was gut gelaufen ist (Kind/Klient oder Eltern/Partner)

    (siehe Seite 75)

    - *„Welche Stärken wurden durch ADHS überdeckt?"*
    - *„Was soll so bleiben, wie es ist …?"*
- Bei Folgeterminen können wiederum einzelne Methoden vertieft werden:
  - Frage nach Veränderungen
  - „Was-ist-gut?"-Tagebuch
  - Ändert sich die Geschwisterkonstellation? Gibt es neue Sichtweisen? Ist plötzlich ein anderes Kind im Fokus?
  - Welche Vorteile gibt es durch ADHS?
  - Intervention: **Mehr von dem tun, was gut läuft …!**

Vorsicht: Viele ADHS-Familien haben einen langen Leidensweg hinter sich. Es ist wichtig und auch für die therapeutische Beziehung bzw. für die Compliance förderlich, wenn der Therapeut den Leidensweg der Familien würdigt und sich dafür interessiert, wie sie das überhaupt ausgehalten haben (Selekman, 1997).

In den letzten Jahren hat es sich auch etabliert, mit mehreren betroffenen Familien gleichzeitig zu arbeiten. Dafür haben sich das Konzept der Multifamilientherapie (Asen & Scholz, 2015) sowie die Reflektierte Kommunikation (Caby, in Vorbereitung) bewährt.

Autistisches Verhalten (Autismus-Spektrum-Störungen – ASS)

Psychoedukation: Auch wenn die Diagnose an sich oft schon etwas Erleichterndes hat, profitieren Familien davon, trotzdem etwas über Vererbung, unterschiedliche Ausprägungen und neurophysiologische Grundlagen zu hören.

Bei Autismus-Spektrum-Störungen, in Begleitung von aggressiven Verhaltensauffälligkeiten und/oder Impulsdurchbrüchen, sind verschiedene Methoden auch bei diesen Kindern und Jugendlichen gut geeignet, um den Verlauf positiv zu beeinflussen.

Aus der Arbeit im stationären und teilstationären Bereich wissen wir, dass einige Interventionen gerade bei Kindern und Jugendlichen, aber auch bei Erwachsenen mit autistischen Zügen gut angenommen werden und umgesetzt werden können. Wohlgemerkt: diese Interventionen ersetzen keine autismusspezifische Therapie! Da geht es u. a. um das Erlernen sozialer Kompetenz, Erleben und Erkennen von Emotionen und Gefühlen usw.

Einige dieser hilfreichen Interventionen haben wir hier zusammengetragen:

- **Das Los entscheiden lassen** (siehe Seite 101)

  Autistisch strukturierte Menschen brauchen klare Vorgaben und sind in der Umsetzung oft sehr konsequent. Durch diese Entscheidungshilfe kommen sie aus dem Entscheidungsnotstand heraus und lernen gleichzeitig, ihr Verhalten zu steuern.

- **Ampelkarten** (siehe Seite 137)

  Ampelkarten sind nicht nur für Klienten mit Autismus-Spektrum-Störungen eine Hilfe.

- **Reframing** (siehe Seite 55)

  Im Umgang mit diesen autistischen Klienten gewinnt man oft den Eindruck, dass sie in der Alltagsbewältigung sehr strukturiert vorgehen und sehr gute Taktiker sind. Der Vergleich mit dem Schachspiel ist da nicht weit.

Ein **Beispiel** aus der Praxis:

Z., 17, Gymnasiast, Asperger-Autist, hatte zwei Sorten „Anfälle", die wunderbar in die Dynamik seiner geschiedenen Eltern passten: Die Panikattacken wurden nur von der Mutter beobachtet, die psychomotorischen Anfälle nur vom Vater.

Beide Eltern warfen sich gegenseitig Ignoranz vor, weil der andere nie bestätigte, was der eine Elternteil sagte. Sie stritten sich weiter um die Urheberschaft der Erkrankung des Sohnes, der ein guter Schachspieler war.

Als im Rahmen der Therapie sein „Krankheitsbild" als Schachspiel umdefiniert wurde, wurde ihm klar, dass sein Vater der Turm war und seine Mutter der Springer. Er selbst empfand sich als Königin. Es fehlte der König. Damit konfrontiert, fiel ihm auf, dass der König die Familie sein müsste, die es nicht mehr gab …

Das Spiel hatte also kein Ziel mehr.

Er besann sich auf seine 17 Jahre und das Erwachsenwerden und verzichtete auf sämtliche Anfälle.

- **Handpuppen:** Kinder können z. B. mit einer anderen Puppe reden, anstatt mit dem Therapeuten zu sprechen … (siehe Seite 108)
- **Lieblingsspielzeug mitbringen lassen** (siehe Seite 63)
- **„Musterunterbrechung"** (siehe Seite 73)
- **Verordnen des Symptoms** (siehe Seite 78)
- **Etwas malen …, z. B. mit dem Namen des Kindes etwas Neues machen, indem man Buchstaben hervorhebt oder Wörter, die besondere Fähigkeiten bezeichnen, daraus „erwachsen" lässt.** (siehe Seite 114 ff.)

Grundsätzlich hilft bei belasteten Familiensystemen Folgendes immer sehr gut:

Bewältigungsfragen

„Wie haben Sie das bisher im Alltag hinbekommen?"

Oder eine **Fokusveränderung:**

„Was ist gut an der Besonderheit?"

„Welche Vorzüge hat das beklagte Verhalten?"

Bauchschmerzen

Abdominelle Beschwerden gehören zu den häufigsten psychosomatischen Störungen im Kindes- und Jugendalter, also Störungsbildern mit einem subjektiv intensiven Krankheitsgefühl ohne Hinweise auf konkrete körperliche Einschränkungen (Noeker, 2008). Da mit zunehmendem Alter nicht-organische Ursachen wie Stress, Leistungsdruck oder Schulangst eine Rolle spielen können, sollte die emotionale Befindlichkeit im Mittelpunkt stehen.

Die meisten Bauchschmerzen im Kindesalter sind harmlos und zeigen sich spontan rückläufig. Natürlich ist es wichtig, zunächst eine ernsthafte körperliche Grunderkrankung auszuschließen. Häufig spielt im jüngeren Kindesalter bei Bauchschmerzen auch eine Neigung zur Verstopfung mit unregelmäßiger Stuhlentleerung eine große Rolle.

Hier können zunächst Rituale eine große Rolle spielen, sowohl im Hinblick auf die Mahlzeiten als auch beim Etablieren fester Zeiten für den Toilettengang. (Vgl.: http://www.kindergesundheit-info.de/themen/krankes-kind/krankheitszeichen/bauchschmerzen/)

Eine grundsätzliche Einstiegsfrage sollte sich auf die genaue Erfassung der Symptome richten, z. B.:

„Erzähl doch mal, wie geht denn das mit deinen Bauchschmerzen?"

Neben der Frage nach den Modalitäten, d. h. wann, wie oft, wo, in welchem Zusammenhang können sich einige Was-noch-Fragen anschließen.

- **Fragen nach Ausnahmen** (siehe Seite 47)
- Wenn Ausnahmen vorhanden: **Vorhersagekalender** (siehe Seite 94)
- **Externalisieren** (siehe Seite 63)
- **Entspannungsrituale und Bauchmassagen**

Arbeiten mit Puppen / Lieblingsspielzeug und Zirkulärem Fragen

Dies kann sowohl bei Bauchschmerzen, als auch bei anderen Schmerzsymptomen dazu genutzt werden, sich die Beschwerden mit Hilfe der Puppe genauer schildern zu lassen, d. h. diese als Experten zu nutzen.

„Deine Puppe kennt dich ja nun am besten. Was würde sie dir denn noch sagen, was du vielleicht dagegen tun kannst?"

„Glaubst du, dass der Teddy vielleicht schon vorhersagen kann, wann deine Schmerzen kommen?"

- **Beobachtungsaufgaben**, z. B. „Der Veränderungsdetektiv" (siehe Seite 75)
- **Problembild, d. h. den Schmerz malen lassen** (siehe Seite 113)

Daumenlutschen

Im Säuglingsalter ist das Saugen am Finger eines der ersten Anzeichen beginnender Emotionsregulation (Holtmann et al., 2015). Die meisten Kinder beginnen mit dem Daumenlutschen im 1. Lebensjahr, mit 3–5 Jahren tun es noch 86 % gelegentlich. Erneutes intensiveres Daumenlutschen kann z. B. durch eine starke seelische Belastung getriggert werden.

Hilfreiche Ideen neben dem Abbau von Spannungen und Ängsten sowie mehr Anregungen und Bewegungsmöglichkeiten:

- **Fragen nach Ausnahmen** (siehe Seite 47)
- „Kuschelzeiten" und **Loben** (s. auch unten) als Belohnung für das Nicht-Lutschen.
- **Externalisieren** (siehe Seite 63)

  Den Daumen personalisieren: *„Stell dir vor du bist dein Daumen …!"*
- **Paradoxe Interventionen** (siehe Seite 78)

  „Wenn du dringend Daumen lutschen musst, dann sei bitte so nett und nimm den zweiten Daumen mit dazu!"

  (Allerdings vorher die Kooperationsbereitschaft überprüfen oder um Erlaubnis bitten, eine ungewöhnliche Aufgabe mitgeben zu dürfen!)
- **Der „Daumenraum"** (siehe Seite 92)

  Im Sinne einer zunehmenden Kontrolle über das Symptom kann man Räume im Haus vorsehen, in denen das Daumenlutschen erlaubt bzw. nicht erlaubt ist.

  Wichtig ist es, diese Aufgabe aufbauend zu gestalten:

  Wenn der erste Schritt gelungen ist und Kinder die festgelegten „daumenlutschfreien Räume" gut einhalten können, sollten es – nach gebührendem **Loben** – langsam mehr werden.
- **„Ampel-Technik"** (siehe Seite 137)

  Das Nicht-Lutschen muss sich lohnen, daher:

  Sowohl mit den grünen, als auch mit den roten Karten arbeiten!

Depression

Die wichtigste Aufgabe in der Behandlung eines depressiven Klienten könnte sein, ihn auf seine eigenen Ziele aufmerksam zu machen und ihm zu verdeutlichen, sich nicht von Zielen anderer ablenken zu lassen (Johnson, 2001).

Auch hier dürfte die Erkrankung innerhalb des Familiensystems aus anderen Generationen bekannt sein. Der genetische Moment kann also **aus psychoedukativer Sicht** nochmal erläutert werden. Sinn macht es häufig auch, sich die Hirnorganik als Partner an die Seite zu holen und z. B. darauf hinzuweisen, dass neuronale Netzwerke ihre Kraft aus der Wiederholung bekommen, und dass es Sinn macht gemeinsam mit dem Klienten an neuen Netzwerken zu arbeiten, die mit den alten in Konkurrenz treten. Der Klient ist dabei auf die Hilfe aller angewiesen. Nur da! (D. h. nicht beim Aufrechterhalten des Problems, was in vielen Familie häufig passiert: Die Depression eines Familienmitgliedes bestimmt häufig den „Takt des Tanzes" der gesamten Familie!)

Ein depressiver Klient stellt – nicht nur – für die lösungsorientierte Herangehensweise eine besondere Herausforderung dar, ist ihm der Blick in Richtung Zukunft doch häufig versperrt. Trotzdem kann man – vorsichtig – anfangen, seine Denkrichtung zu verändern.

Folgende Methoden eignen sich dafür:

- **Fragen**
  - *„Welche Ziele sind für Sie im Moment realistisch?"*
  - *„Gibt es auch andere Wege, diese Ziele zu erreichen?"*
  - *„Wie haben Sie dafür gesorgt, dass es nicht noch schlimmer geworden ist?"*
  - *„Welche Energien haben Sie aufgebracht, um hierher zu kommen und den Termin wahrzunehmen?"*

Strategie der „kleinen Schritte" (siehe Seite 74)

- Entscheidend ist das sehr vorsichtige Herantasten an Fragen wie:

  „Wie haben Sie das bisher ausgehalten?" – „Und was hat Ihnen dabei geholfen?"

- **Skalieren** (siehe Seite 50)
  - Beim Skalieren im üblichen Sinne fragt man nach einer Selbsteinschätzung. Hier kommt es darauf an, die eigene Skalierung mit der zirkulären zu vergleichen:

    „Wie würden Sie sich auf einer Befindlichkeitsskala von 0 bis 10 einschätzen?

    Wenn ich Ihren Partner fragen würde, was würde dieser sagen?"
  - Meistens ergeben sich hier Differenzen, die wieder zu weiteren Fragen Anlass geben:

    „Kann es sein, dass Ihr Partner manche Sachen anders sieht als Sie?

    Was sieht er, was Sie nicht sehen?"
  - Darüber hinaus kann man den nächsthöheren Wert auf der Skala anstreben.

- **Reframing** (siehe Seite 55)
- **Externalisieren** (siehe Seite 63)

  „Wenn Sie sich mit Ihrer Depression unterhalten würden, was hätte sie Ihnen zu erzählen?"

  „Und was würden Sie ihr erzählen?"

  „Was kann sie für Sie tun?"

  Auch das Malen oder Zeichnen bietet für kreative Menschen die Möglichkeit des Externalisierens. Beim Malen eines Problems gelingt die Verdinglichung desselben meistens noch besser.

Einkoten

Einkoten kann sowohl bei Kindern als auch bei Jugendlichen auftreten, mehrheitlich beobachtet bei Jungen, meist tagsüber. Nicht selten spielt gleichzeitig auch noch Einnässen eine Rolle, dies ist aber das weniger belastende Symptom. Dennoch sollte beides immer gemeinsam betrachtet und in der Reihenfolge zunächst die Stuhlproblematik behandelt werden.

Eine möglicherweise zugrundeliegende chronische Verstopfung, die häufig bei jüngeren Kindern im Rahmen der Sauberkeitserziehung ein Thema ist, muss auf jeden Fall zuallererst beseitigt werden, unterstützt durch Abführen und diätetische Maßnahmen.

Da bis zu 50 % aller Betroffenen an begleitenden psychischen Störungen leiden, ist ein umfassender diagnostischer Blick sinnvoll, besonders bei hartnäckigen Verläufen.

Ein Fallbeispiel:

Leo, 7 Jahre, war vor wenigen Monaten eingeschult worden und hatte diesen Übergang wie so viele Erstklässler mit viel Motivation begonnen. Aufgrund von leichten Entwicklungsauffälligkeiten im Bereich Lernen und Verhalten war ihm eine Schulbegleitung zur Seite gestellt worden. Doch anstatt sich allmählich in den neuen Alltag einzugewöhnen, wurde der Junge vor allem nach der Schule zunehmend aggressiv und begann einzukoten, nichts schien zu helfen. Die Problematik löste sich schlagartig auf, als seine Integrationskraft längerfristig ausfiel. Es stellte sich heraus, dass diese an Depressionen litt und Leo in der Schule kaum eigene Entfaltungsmöglichkeiten gelassen hatte. Stattdessen hatte er ständig in ihrer Nähe bleiben müssen, und die Begleitung war so wörtlich genommen worden, dass er vormittags auch nicht zur Schultoilette ging.

Nach personellem Wechsel erlebten alle Beteiligten einen deutlich entspannteren Leo, das Einkoten trat nicht weiter auf.

Wesentliche grundsätzliche Interventionen beinhalten Wahrnehmungs- und Entspannungsübungen sowie eine Aufklärung über die Verdauungsfunktionen und Psychoedukation, mit aktiver Mitarbeit der Eltern, insbesondere bei jüngeren Kindern (Fuhrmann, Schreiner-Zink & v. Gontard, 2008).

Psychoedukation: Für alle Beteiligten ist es wichtig zu wissen, dass man es häufig nur oberflächlich mit einem Einkoten zu tun hat, dahinter steckt aber eine schon seit langem bestehende Verstopfung. Das Einkoten ist dann eher ein „Überlauf-Phänomen" und muss pädiatrisch behoben werden!

Wenn das ausgeschlossen oder behandelt wurde, ergaben sich aus der klinisch-praktischen Tätigkeit gute Erfahrungen mit dem Einrichten einer regelrechten Toilettenkultur.

- **„Klo-Kultur“**

  Bei der Einkotproblematik sollte auf eine besondere „Toilettenkultur“ geachtet werden.

  Für das eigene Verständnis immer nach den in der Familie üblichen Abläufen fragen:

  „Wann? Wo? Wie? Wie lange?“

- **Ritualisierte Toilettengänge** finden immer nach den Hauptmahlzeiten statt, dauern mind. 5–10 Min., in angenehmer Atmosphäre, bequemer Sitz, Füße am Boden. Lieblingsbuch oder -comic sorgen für Kurzweil und Entspannung.
  Dazu gehört auch der Hocker zum Ablegen des Buches.

- **Selbständigkeit fördern, Verantwortung stärken**

  Nach dem Einkoten, indem das Kind selbst für das Entsorgen der schmutzigen Wäsche zuständig ist.

- Vorsicht: Die **paradoxe Symptomverordnung** kann wirken, kann aber auch ins Gegenteil umschlagen und gefährdet dann die Compliance! (siehe Seite 78)

Einnässen

Zunächst einmal stehen ein Blick auf Alter, Entwicklungsstand und Familienanamnese sowie die medizinische Abklärung im Vordergrund. Familienvorgeschichte deshalb, weil es häufig vorkommt, dass eine primäre Enuresis bereits in den vorigen Generationen vertreten war. Dann lohnt es sich, die „Geduldskarte" zu ziehen oder den Elternteil, den es betrifft, danach zu fragen, wie er damit umgegangen ist.

Ein entscheidender Aspekt bei der Begleitung von Kindern, die (insbesondere noch nachts) einnässen, scheint die Aktivierung der Eigenverantwortung der Betroffenen zu sein (Mrochen, 1997).

Grundsätzlich sollte mit dem Kind oder Jugendlichen intensiv zusammengearbeitet und nicht vordergründig nur mit den Eltern über die Situation gesprochen werden, während der Hauptakteur einfach nur daneben sitzt und vielleicht noch nicht einmal intensiv zuhört ...

Auch hier sind die Lösungsideen desjenigen wichtig, der im Mittelpunkt steht (stehen sollte).

- **Regeln & Rituale**

  Sorgen für Regelmäßigkeit und feste Zeiten; dazu eventuell einen Toilettenplan erstellen lassen, zunächst auffordern, tagsüber in einem bestimmten Rhythmus zur Toilette zu gehen (z. B. anfangs alle drei Stunden).

  Eine Erinnerungshilfe kann hier gut passen, z. B. in Form eines Helfersteins, der beim erledigten Toilettengang in der Schule von der rechten in die linke Hosentasche wandert – für Mädchen kann man alternativ ein Armband vorschlagen.

- **Ressourcenstammbaum** (siehe Seite 44)

  Wenn sich herausstellt, dass andere Familienmitglieder als Kind das gleiche Problem hatten, ist es wichtig zu fragen:

  „Wie hat er/sie (z. B. Onkel, Oma, o.ä.) es geschafft, trocken zu werden? Welche besonderen Fähigkeiten wurden dafür eingesetzt?"

  „Kann es sein, dass du diese Stärken auch hast? Woran würdest du das merken?"

- **Fragen** nach den Umständen: (siehe Seite 30)

  „Wie machen Sie das Problem?"

  „War das Kind möglicherweise schon mal trocken?"

- **Fragen nach Ausnahmen** (siehe Seite 47)

  Ganz wichtig, um zu demonstrieren, dass es tatsächlich schon Tage/Nächte gibt, an/in denen es klappt!

- **Vorhersagekalender** (siehe Seite 94)

  Beim Einnässen ist dieser Kalender als Weiterentwicklung der häufig eingesetzten Methode der „Sonnen- und Regen- (oder Wolken-)tage" eine spannende Vorgehensweise, bei der vor allem Kinder und Eltern gerne mitmachen.

- **Loben** (und viel Gelassenheit)

- **Urkunden** (siehe Seite 141)

  „Du hast es geschafft, drei Wochen lang nachts trocken zu bleiben!"

- **Therapeutische Geschichten und Märchen** (siehe Seite 125)

- **Selbständigkeit fördern**

  Verantwortung stärken nach dem Einnässen, indem das Kind je nach Alter und Fähigkeiten selbst für das Entsorgen der schmutzigen Wäsche und eventuell sogar für das Beziehen des Bettes zuständig ist.

- **Wenig hilfreich:** Flüssigkeitsreduktion am Abend, Wecken in der Nacht, Windeln.

Eine Erfahrung aus dem Praxisalltag zeigt, dass es immer wichtig ist, überhaupt nach den Umständen zu fragen, unter denen das Einnässen noch vorkommt, so z. B.:

- *„Trägt das Kind/der Jugendliche noch Windeln deswegen?"*
- *„Wer weiß überhaupt von dem Problem (Schule? Verwandte?)?"*
- *„Was genau passiert, wenn die Hose nass ist?" „Wer macht dann was?"*
- *„Wie hoch ist der Leidensdruck?*
- *„Wer hat etwas davon, dass noch eingenässt wird?"*

Ess- und Fütterstörungen

Auffälliges Verhalten beim Essen ist schon bei jungen Kindern mit 20–25 % sehr häufig und kann von der Sorge einer Mutter um den Appetit ihres eher proper gedeihenden Kleinkindes bis zu Magersucht und Bulimie ab dem späten Kindesalter reichen. Fütter- und Essstörungen stehen mit einem erhöhten Risiko für spätere Essstörungen im Zusammenhang. Im späten Vorschulalter können auch Störungen mit Nahrungsverweigerung und Nahrungsphobien im Vordergrund stehen, bei allen Problematiken ist die organische Abklärung ein wesentlicher Schritt. Genauso müssen weitere Entwicklungsprobleme, psychosoziale Belastungen oder die mögliche Vorgeschichte einer Frühgeburt berücksichtigt werden (von Gontard, 2013).

Schon ab dem frühen Säuglings- und Kleinkindalter erscheint es bedeutsam, auf der einen Seite regelmäßigen Mahlzeiten einen besonderen Stellenwert einzuräumen, auf der anderen Seite aber dem „Thema Essen" keine allzu große Beachtung zu schenken. Bereits jüngere Kinder begreifen rasch, wie wichtig ihren Eltern, Großeltern und anderen Bezugspersonen dieses Anliegen ist, bei älteren Kindern oder Jugendlichen wird die gemeinsame Essenszeit somit leicht zur Bühne für tiefer liegende Ansinnen.

Bei komplexen Störungen ist eine umfassende interdisziplinäre Vorgehensweise, beispielsweise mit Ernährungsberatung, Mundmotorik-Training und intensiver Elternbegleitung indiziert, je nach Verlauf auch eine stationäre Begleitung.

Wie bei allen anderen sogenannten Alltagssituationen sollte auch hier die Frage nach dem „Wie" im Vordergrund stehen:

„Wie genau läuft so eine Mahlzeit bei Ihnen zuhause eigentlich ab?"

Ergänzt mit reichlichen Nachfragen im Sinne von:

„Was noch?" Oder/und *„Und was machen Sie dann …?"* Oder/und

„Wie muss ich mir das vorstellen …?" Oder/und

„Warum darf der/die das …?"

Es ist erlaubt und gewünscht, sich verwundert zu zeigen, aber auch zu wertschätzen, wenn eine schwierige Situation über einen längeren Zeitraum ertragen wurde bzw. werden musste.

Manche Familien bringen von sich aus eine Videoaufzeichnung des problematischen Verhaltens mit, die oft sehr aufschlussreich ist.

Ein Beispiel:

In einigen Fällen lohnt es sich, nach den Regeln am Tisch zu fragen, wie wir es bei der 12-jährigen Anna, der Ältesten von drei Geschwistern, taten. Das

Mädchen musste nicht lange überlegen – Regeln, nein, die hätten sie sicher nicht …

Darauf widersprachen die Eltern ganz heftig, räumten aber nach weiterem Nachfragen ein, dass man darüber wahrscheinlich noch nicht konkreter gesprochen habe. Natürlich gebe es bestimmte Regeln, aber vielleicht wäre es wichtig, diese mit den Kindern noch einmal festzuhalten.

- **Fragen nach Ausnahmen** (siehe Seite 47)

  „Wann gibt es Essenssituationen, die gut laufen?"

  „Gibt es Zeiten, in denen er/sie keine Probleme mit dem Essen hat?"

- Verordnen von symptomfreier Zeit/Raum (siehe Seite 92)
- **Ressourcen** (siehe Seite 44)

  „Wie habt ihr es schon mal hingekriegt, dass das Essen kein Thema war?"

  „Was habt ihr schon mal probiert, das gut funktioniert hat?"

- **Verankern** (siehe Seite 105)
- **Gemeinsames Malen und Zeichnen** der Essenssituation (siehe Seite 116)

  Dieser Zugang ist oft schon aus diagnostischen Gründen sehr spannend, weil sich viele Hinweise ergeben, wie die „Tischkultur" der Familie aussieht, wie die Sitzplatzverteilung ist usw. Daran lassen sich verschiedene Fragen anknüpfen:

  „Sitzen alle immer an demselben Platz?"

  „Wie macht ihr das mit dem Tischdecken/-abräumen?"

- **Rituale** (siehe Seite 69)

  Gerade das Thema Essen kann von der Unterstützung durch bestimmte Rituale mit festen Zeiten und Abläufen profitieren. Dabei sollte u.a. auch gelten, dass während der Mahlzeit nicht gespielt und Essen nicht als Belohnung eingesetzt wird.

- Auch eine **Musterunterbrechung** (siehe Seite 73)

  kann bei starren Regeln für Entspannung sorgen, wenn z. B. am Wochenende die Mahlzeit vor dem Fernseher „ausnahmsweise" erlaubt ist!

- **„Regel der Woche"**: Falls es bei den Regeln Unstimmigkeiten gibt oder diese erst installiert werden müssen, lohnt es sich unbedingt, eine nach der anderen einzuführen bzw. eine bestimmte Regel über einen festgelegten Zeitraum zu üben, damit sie allen Beteiligten klarer wird. (siehe Seite 139)

  Dies kann etwas ganz Grundsätzliches sein wie:

  „Alle bleiben sitzen, bis alle am Tisch aufgegessen haben."

  Oder auch:

  „Jeder räumt seinen Teller selbst ab."

  Genauso ist denkbar:

  „Wir wollen in dieser Woche alle versuchen, bei jeder Mahlzeit eine Portion Obst/Gemüse zu essen."

Geschwisterrivalität

Die Geschwister werden in der Therapie oft vernachlässigt, obwohl sie eine reiche Quelle an Ideen und Wissen „übereinander" darstellen. Rivalisierende Geschwister sorgen dafür, dass alle Geschwister in die Therapie miteinbezogen werden. (Das war ein **Reframing**!)

Es lohnt sich bei der Geschwisterrivalität immer, die Konkurrenten zu bitten, sich gegenseitig **ressourcenorientiert** zu beobachten, darüber Notizen zu machen und erst beim nächsten Termin miteinander darüber zu sprechen.

- **Fragen**

  „Wofür lohnt es sich, einen Bruder / eine Schwester zu haben?"

  „Stell dir vor, es gäbe den Streit nicht, was wäre dann anders?"

  „Stellt euch vor, ihr müsstet einen Schatz suchen, den ihr nur gemeinsam finden könnt, denn sobald einer von euch alleine auftaucht, verschwindet er.

  Wie würdet ihr das anstellen?"

- **Fragen nach Ausnahmen** (siehe Seite 47)

  „Gibt es auch Zeiten, in denen ihr euch gut versteht?"

  „Gibt es Gelegenheiten, bei denen ihr fürsorglich miteinander umgeht?"

- **Rollentausch (So-tun-als-ob-Aufgabe)** *(siehe Seite 103)*

  Im Rahmen eines kurzen Rollenspiels kann man die beiden Kontrahenten – bei guter Compliance – bitten, den jeweils anderen zu spielen.

  Wenn das gelingt, als Hausaufgabe mitgeben und die Eltern herausfinden lassen, wann die Kinder die Rollen getauscht haben.

Beobachtungsaufgaben (siehe Seite 75)

Neben der ressourcenorientierten Aufgabe kann man erfolgversprechend auch eine Aufgabe mitgeben, die wie folgt lautet:

„Achtet bitte bis zum nächsten Termin darauf, wo dein Bruder / deine Schwester dir als Geschwister besonders gefallen hat!"

- **Die Wunderfrage** (siehe Seite 60)

  Sie hat sich hier schon oft bewährt und ermöglicht nebenbei einen Blick auf die Gesamtfamilie!

- **Reframing** (siehe Seite 55)

  „Um sich so streiten zu können, muss man sich schon sehr lieben ...?"

Intelligenzminderung

Es wurde zu lange davon ausgegangen, dass intelligenzgeminderte Menschen für eine Psychotherapie gar nicht in Frage kommen. Diejenigen die sich getraut haben es trotzdem zu tun, wissen schon lange, dass das nicht stimmt. Im Gegenteil, gerade mit der lösungs- und ressourcenorientierten Vorgehensweise erreicht man gute Erfolge, sogar möglicherweise nachhaltiger als mit anderen Verfahren (Roeden, 2009).

Es müssen lediglich in der Anwendung der bekannten Interventionen Anpassungen vorgenommen werden. Zunächst ist es wichtig, auf eine einfache Sprache zu achten und zu berücksichtigen, dass die Geschwindigkeit bei den Klienten sehr unterschiedlich sein kann: Der Klient gibt den Takt vor!

Roeden et al. empfehlen, weiter auf Video-Sequenzen zurückzugreifen wenn es z. B. darum geht **Ausnahmen vom Problem** zu generieren. Dazu ist man auf die Zusammenarbeit der Familie oder des Teams einer Einrichtung angewiesen. Es ist wichtig, nur die Ausnahmen und nicht das Problem zu zeigen. Dadurch wird der Klient sich motiviert fühlen. (siehe Seite 47)

Wie bereits geschildert, wird die **„Wunderfrage"** möglicherweise überfordern. Daher die Fragestellung beschränken auf: *„Was wirst du anders machen?"*
(siehe Seite 60)

Auch das **Skalieren** sollte vereinfacht werden durch Smileys statt Zahlen, oder durch weniger Skalen: 1 bis 4 statt 1 bis 10. (siehe Seite 50)

Im zweiten Teil der „Psychotherapeutischen Schatzkiste" ist auch ein Beispiel der Arbeit mit einer intelligenzgeminderten Klientin wiedergegeben (Caby & Caby, 2017).

Kopfschmerzen

Kopfschmerzen nehmen zu und sind bereits im Kindesalter häufig und nicht selten behandlungsbedürftig. Man unterscheidet als wichtigste Formen den Spannungskopfschmerz und Migräne (www.dmkg.de, 2016). Im Vorschulalter klagen bereits 20 % aller Kinder darüber, am Ende der Grundschulzeit haben 80 % der Schüler sie bereits erlebt, davon 60 % einen Spannungskopfschmerz und 12 % eine Migräne. Deren Anteil steigt im Jugendalter an (Lee et al., 2006).

Während die Schmerzen bei Migräne eher pulsierend erlebt werden, sind sie beim Spannungskopfschmerz dumpf/drückend und nehmen bei sportlicher Betätigung nicht zu. Bei Kindern kann gerade die Migräne auch untypisch verlaufen und sich ohne Kopfschmerzen, aber mit Schwindel und Übelkeit/Erbrechen präsentieren.

Manchmal verlaufen Kopfschmerzen so heftig, dass es auch im Kindesalter nicht ohne Schmerzmittel geht.

Zunächst ist es daher neben der unbedingt erforderlichen ärztlichen Untersuchung wichtig, die Symptome gemeinsam mit der Vorgeschichte noch einmal zu erfassen, dazu können folgende Punkte hilfreich sein:

- Kopfschmerztagebuch mit Infos über Art, Stärke und Dauer
- Was war gut an der bisherigen Therapie? Was hat geholfen?
- Genaue Beschreibung der Schmerzen
- Werden regelmäßig schmerzstillende Medikamente eingenommen?
- Ist eine Beratung/Aufklärung über die Diagnose erfolgt im Sinne einer **Psychoedukation**?
- Konnte ein Auslöser herausgefunden werden? Welche Zusammenhänge gibt es? (Nahrungsmittel? Lebenswandel? Bestimmte Stresssituationen?)

Psychoedukation

Zu den auslösenden Faktoren werden neben Stress auch Muskelverspannungen oder emotionale Belastungen gezählt, bei Migräne auch genetische Einflüsse, diverse Lebensmittel oder Störungen im Schlaf-Wach-Rhythmus.
(Vgl.: http://www.kindergesundheit.com/krankheiten-bei-kindern/kinderkrankheiten/kopfschmerzen/)

- **Externalisieren** (ein neuer „Blick" auf den Schmerz) (siehe Seite 63)

  Den Schmerz in eine Kiste packen, wegstellen, den Schmerz wegschicken.

- **Das Problembild** (siehe Seite 113)

  Das Malen des Schmerzes ist eine wichtige Intervention, sowohl aus diagnostischer als auch aus therapeutischer Sicht. Das Bild kann Hinweise liefern über:

  – den Charakter der Schmerzen oder

  – mögliche Lösungsansätze oder

  – mögliche Helferfiguren

  Damit geht man ggf. bereits vom Problem- zum **Lösungsbild** über.

- Ein **Kopfschmerztagebuch oder -kalender** kann sowohl nur vom Kind oder auch gemeinsam mit einer Bezugsperson geführt werden, je nach Alter sollte das im Vorfeld geklärt und auch über die verwendete Symbolik gesprochen werden. Jugendliche nutzen dafür gerne elektronische Medien, wie beispielsweise die Notizfunktion im Handy.

- **Vorhersagekalender** (siehe Seite 94)

- **Fantasiereisen und Imaginieren** sind gerade für Kinder spannend, gelingen aber auch in späteren Lebensphasen gut. Hier kommt es darauf an, sich einen Ort oder eine Situation vorzustellen, an dem bzw. in der es einem gut geht. Generell haben sich verschiedene Entspannungsverfahren als hilfreich erwiesen, wenn sie regelmäßig angewendet werden, dazu gehören inzwischen auch Bio- oder Neurofeedback-Methoden (www.dmkg.de, 2016).

- **(Entspannungs-)Rituale** (er)finden neben denen, die vielleicht schon ausprobiert wurden, z. B. Rückzug in einen abgedunkelten Raum, Ruhe, Massage und Akupressur, ein kaltes Tuch auf der Stirn, Einreiben mit ätherischem Öl an Stirn und Nacken (Vorsicht bei Allergien!) oder – ganz wichtig:

  Was könnte im Vorfeld bereits hilfreich sein, bevor der Schmerz richtig losgeht? (siehe Seite 69)

  Kann ich mich durch Spielen oder eine andere Lieblingsbeschäftigung ablenken?

- **Rituale und Rhythmus** stellen gleichzeitig wesentliche vorbeugende Maßnahmen dar und sollten ausführlich erörtert werden. Regelmäßige Bewegung, Essens- und Schlafenszeiten sowie Erkennen möglicher Alltagsbelastungen, können bereits die Kopfschmerzhäufigkeit deutlich verringern.
- **Ressourcen** stärken, sich auf etwas konzentrieren, was man gut kann, um von dem Schmerz abzulenken, z. B.:

  „Es hilft mir, wenn ich dann …"

  „Mir tut es dabei immer gut, mich an der frischen Luft zu bewegen und …" (siehe Seite 44)
- **Verordnen eines Symptoms** (siehe Seite 78)

  Oft geht der Kopfschmerz mit einer Aura einher: Die Kopfschmerzattacke kündigt sich mit einer leichteren Schmerzvariante an, einer leichten Übelkeit oder einem „komischen Gefühl".

  Der Klient soll

  - diese Anfangssensation bewusst herbeiführen, indem er sich darauf konzentriert und sie unter Anleitung auch wieder unterbrechen.
  - Wenn er das kann, erhält er den Auftrag, dies dreimal täglich zu üben.
  - Damit bekommt er das Gefühl, die Anfänge eines Schmerzanfalls abbrechen zu können, ohne dass der Schmerz ihn überfällt.
  - Er lernt aufzuhören, bevor der Schmerz richtig losgeht.

  Tipp: Dieses Gefühl kann mit einem **Helfer / Talisman** verankert werden, auch Handschmeichler wie eine Murmel, Kastanie oder ein Kieselstein eignen sich dafür. (siehe Seite 132)
- **Urkunden** (siehe Seite 141)

  Für den Versuch, „den Schmerz besser in den Griff zu bekommen", für eine bewusste Lebensführung (Vermeidung von Stress, anderen Auslösern), für regelmäßige Entspannungsübungen, gelungenes Externalisieren …

Lampenfieber

Psychoedukation

Was blockiert den Klienten? Die Idee, dass es schief gehen wird, ist eine Hypothese, die lähmt. Wir Menschen sind meistens so gepolt, dass wir erst einmal vom Schlimmsten ausgehen ... Und dann kommen noch Fragen dazu wie: *„Was denkt das Publikum?"* – *„Was werden die anderen wohl denken, wenn ..."* – Wir verpassen uns also selbst einen Adrenalinüberschuss!

Lösungstrance schaffen, den Lösungsraum betreten!

Nicht umsonst gibt man Marathonläufern die Vorstellung mit auf den Weg, dass sie erfolgreich das Ziel durchschreiten: *„Wie geht es dir da? Wie fühlt es sich für dich an, das geschafft zu haben?"*

Mit dieser Idee hält man manche Unwägbarkeit besser aus, als wenn man jede Unwägbarkeit als Bestätigung der „Es-wird-sowieso-nichts"-Hypothese versteht.

Insgesamt hat es etwas mit der Haltung zu tun, mit der man an die Sache herangeht:

„Die wollen etwas von mir, nicht umgekehrt."

Bei Auftritten, Vorträgen oder Referaten hilft es manchmal, die Zuhörer in ihrem Stellenwert etwas herunterzustufen. Allein die Vorstellung, dass alle diese Menschen auch die Hose herunterlassen müssen, um auf die Toilette zu gehen, hat schon manchen Verängstigten zum Schmunzeln gebracht. Es war gerade das Schmunzeln, das erforderlich war, um den Weg zu gehen.

- **Ressourcenakquise**

  „Gibt es jemanden in der Familie, der das, was du jetzt vorhast, schon geschafft hat? Wie hat er/sie das hinbekommen? Welche Stärken sind dabei besonders wichtig gewesen? Wo sind diese bei dir?" (siehe Seite 44)

  „Welche Stärken meinst du zu brauchen, um das Ziel zu schaffen?"

- **Rituale** (siehe Seite 69)

  – Immer vor dem Referat / dem Vorspielen auf eine bestimmte Situation oder ein Gefühl konzentrieren, die bzw. das als angenehm erlebt wird.

- **Helferfiguren oder Talisman** (siehe Seite 132)
  - Ein Griff in die Hosentasche oder in den Instrumentenkoffer hilft beim Konzentrieren und entlastet.
- **Therapeutische Mutmacher-Geschichten** (siehe Seite 125)
- **Das Selbstbewusstsein stärken** (siehe Seite 192)

  Hier kommt dazu: „*Ist es dir wichtig, dass die Zuhörer mitbekommen, was du zu sagen hast? Dann überzeuge sie! Es ist deine Botschaft!*"

Lügen

Auch wenn das Lügen bei Kindern und Jugendlichen ein häufiges und oft hartnäckiges Symptom ist, lässt es sich durch eine lösungsorientierte Strategie gut angehen.

Einige Ideen dazu:

- Das **Verordnen des Symptoms** in Verbindung mit einer **detektivischen** Aufgabe für die anderen Familienmitglieder:
  - Der Klient wird aufgefordert, mindestens 4 Mal täglich zu lügen. Das muss er aber so deutlich machen, dass alle es mitbekommen können.
  - Die Aufgabe der anderen ist es, die Lügen herauszufinden, weil sonst niemand weiß, ob die Hausaufgabe gemacht wurde.
  - Das Lügen wird dadurch so langweilig und aufwändig, dass es keinen Spaß mehr macht … (siehe Seite 78)

Tipp: Die Aufgabe passt auch wunderbar zum **oppositionellen Verhalten**:

„Ich mache immer das Gegenteil von dem, was man mir sagt!"

Durch die Aufgabe zu lügen, kommt der Betroffene in folgendes Dilemma: entweder aufhören zu lügen, aber die Hausaufgabe nicht machen oder die Aufgabe ausführen und gehorsam sein.

- Das Gegenteil der Lüge ist die Wahrheit.
  - **Fragen:** *„Wenn das jetzt eine Lüge war oder die anderen sagen, dass das eine Lüge ist, was wäre denn die Wahrheit, die dazu gehört?"*

Medienkonsum / -sucht

Psychoedukation

Kinder, Jugendliche und Erwachsene sind immer sehr beeindruckt, wenn man ihnen schildert, wie unser Gehirn funktioniert, wie neue „Netzwerke" aufgebaut werden, wie „Gedächtnis" geht usw. Wichtig ist es, auf die Verbindung zum Lernen hinzuweisen: Das Gelernte läuft Gefahr gelöscht zu werden, wenn nach dem Lernen emotional mitreißende Sendungen geschaut werden, da der Impact dieser Themen auf die Gedächtnisfunktion viel größer ist als der des „Erlernten". In diesem Zusammenhang sollte auch nicht unerwähnt bleiben, dass nächtliches Fernsehen erst recht das Gedächtnis beeinträchtigt. Ein Fernsehgerät oder Tablet hat im Kinderzimmer „eigentlich" nichts verloren. Das Smartphone mit Internetanschluss übrigens nachts auch nicht.

Bildschirme, sei es Computer, Fernseher oder Tabletvarianten, sind aus unserem Alltag nicht mehr wegzudenken. Bereits für Kinder im Vorschulalter sind die elektronischen Medien zu einem Instrument geworden, mit dem sie wie selbstverständlich umgehen und den Erwachsenen häufig auch schon früh überlegen sind.

Gerade deshalb ist es bei diesem Thema wichtig, mit dem Kind oder Jugendlichen im Gespräch zu bleiben und einer eventuell übermäßigen Nutzung rechtzeitig entgegenzusteuern.

Auffälligkeiten, die als erste Alarmzeichen gelten können:

- Wenn das Kind oder der Jugendliche Schlafstörungen, Albträume oder Konzentrationsprobleme entwickelt …
- Wenn Filme als Gesprächsinhalte wichtiger werden als eigene Erlebnisse …
- Wenn das Kind oder der Jugendliche ständig in seine Medienwelten flüchtet …
- Wenn das Kind oder der Jugendliche sich seinen Tagesablauf durch TV-Zeiten diktieren lässt, keine Zeit mehr für seine Freunde oder seine Hobbys hat …

- **Hausaufgaben** (siehe Seite 97)

  z. B. nach jedem Film oder PC-Spiel einen kleinen Bericht darüber schreiben lassen

- **Fragen nach Ausnahmen** (siehe Seite 47)

  „Gibt es auch Zeiten, wo du weniger fernsiehst/am PC bist? – Was ist dann anders?"

- Sonstige **Fragen**:

  „Was machst du denn dann, wenn du den PC/Fernseher ausmachst ...?"

- **Urkunden** (siehe Seite 141)

  „Toll, dass du es geschafft hast, den Fernseher immer rechtzeitig abzuschalten!"

Vorsicht ist geboten beim Einsatz von TV- oder PC-Zeiten als Belohnung oder Strafe!

Als „Goldene Regeln" gelten:

1. Miteinander im Gespräch bleiben!
2. Mitspielen! Verständnis und Interesse zeigen.
3. Ausgleich fordern und fördern!
4. Klare Regeln für alle!

Ein Fallbeispiel:

Jonas, 15 Jahre alt, besucht die Hauptschule und wird vorgestellt, weil er seit einigen Monaten die Leistungsanforderungen in der Schule – 9. Klasse – nicht mehr bewältigen kann.

Er sei unaufmerksam, schlecht gelaunt, schaffe es nicht mehr, für seine Arbeiten zu lernen. Außerdem vernachlässige er seine Freunde und gehe kaum noch raus. In der Schule wirke er oft abwesend, der Klassenlehrer mache sich Sorgen, da Jonas bisher immer gut mitgekommen sei.

Im Gespräch stellt sich heraus, dass Jonas seinen Alltag nach Lieblingssendungen im Fernsehen und „Online-Zeiten" zum Spielen in virtuellen Welten organisiert hat, selbst zum Essen findet er manchmal keine Zeit ...

Ein Vorschlag, aus „diagnostischen" Gründen zwei „bildschirm-freie" Wochen einzulegen, stößt weder bei ihm noch beim Rest der Familie auf große Zustimmung, wird aber schließlich akzeptiert.

Drei Wochen später erzählen die Eltern von einer spannenden Zeit, die auch bei ihnen zum Nachdenken geführt hätte – alle hätten sich sehr anstrengen müssen, um die Freiräume zu füllen, aber man habe sich erinnert, dass es auch schon mal anders gewesen sei.

Jonas wirkte gelöster, wollte aber nicht „ohne" weitermachen.

Ein Gespräch über Ziele für die Schule und den Alltag, verknüpft mit einer gemeinsamen Regelung zu Bildschirmzeiten, war ein erster Schritt.

Mutismus

Mutismus bezeichnet das vorübergehende Nicht-Sprechen in bestimmten oder den meisten Alltagssituationen.

Die betroffenen Kinder sprechen häufig nur in vertrauten Situationen innerhalb der Familie oder mit Freunden. Der Beginn liegt meist im Vorschulalter, ein kurzzeitiges selektives Schweigen, das in einigen Fällen beim Eintritt in den Kindergarten vorkommen kann, normalisiert sich typischerweise nach einigen Wochen wieder.

Mutistische Kinder haben in der Regel keine schwerwiegenden Sprachentwicklungsrückstände, sondern zeigen altersgerechte sprachliche Fähigkeiten.

Neben dem mutistischen Verhalten finden sich nicht selten Auffälligkeiten wie soziale und andere Ängste, oppositionelles Trotzverhalten und Selbstwertprobleme.

- **Anschlussfähigkeit** zeigen: Schweigen!

  Gleichzeitig ist dieses Vorgehen natürlich eine **Verstörung** (siehe Seite 37)

- **Anschlussfähigkeit** über Körpersprache, z. B. gleiche Sitzhaltung einnehmen … mit viel Geduld und möglichst ohne Druck.

  Gesprächseinstieg über Arbeit mit **Handpuppen** (siehe Seite 108)

- **Fragen nach Ausnahmen** (siehe Seite 47)

  „Gibt es Situationen, in denen das Kind auch außerhalb des Hauses spricht?"

  „… vielleicht auch nur flüstert?"

- **Setting**

  Eine Sprachumgebung schaffen, in der sich das Kind wohlfühlt. Mut machen, (vor)lesen, gemeinsam Kassetten hören und das Kind trotz seines Schweigens in Gespräche einbinden. Es gehört schließlich dazu!

- Selbstvertrauen stärken **(Geschichten, Malen und Zeichnen)** (siehe Seite 132)
- Lieblingsspielzeug mitbringen und dieses sprechen lassen
- **Nonverbale Kommunikation** anbieten, aber alle Ansätze zu sprachlichen Äußerungen loben und fördern

Ein Fallbeispiel:

Enno, 8 Jahre, ist der Jüngste von vier Geschwistern und wird von seinem Hausarzt überwiesen, weil er seit über drei Jahren nicht mit Fremden spricht. Während des Kindergartenbesuchs habe man dies noch toleriert, auch die Erzieherinnen hätten das Verhalten akzeptiert und ihren Sohn nie gedrängt, berichten die Eltern.

Seit der Einschulung sei alles jedoch schwieriger geworden, die Klassenlehrerin verlange von ihm auch vorzulesen, um seine Fortschritte beurteilen zu können.
Bei der Frage nach Ausnahmen berichtet der Vater, dass Enno mit Kindern grundsätzlich so lange spreche, bis sich Erwachsene näherten. Innerhalb des engen Familienkreises sei Sprechen sowieso kein Problem.
Und beim Einkaufen bekomme er an der Fleischtheke wie alle anderen kleinen Kunden auch sein Stück Wurst, da die Eltern an seiner Stelle auf die Nachfrage der Verkäuferin antworteten.

Im Erstgespräch zeigt sich der Junge zurückhaltend, reagiert weder auf die Begrüßung durch den Therapeuten noch auf direkte Ansprache. Während des Gesprächs sitzt er neben seinen Eltern, hört aufmerksam zu, bleibt aber unbeteiligt und schaut meist zu Boden. Nach einigen Minuten „verschwindet" Enno schließlich unter den Tisch, an dem die Unterhaltung mit der Familie stattfindet, und er bleibt dort hocken.

Als der Therapeut nach einer Weile ebenfalls plötzlich aufsteht und unter dem Tisch verschwindet, sind nicht nur die Eltern verblüfft!

Dort „unten" wird ein erster vorsichtiger Blickkontakt möglich, mit Hilfe einer Handpuppe gelingt es, Enno in eine Gesprächssequenz mit dieser zu verwickeln.

Nägelkauen

Das Beknabbern, Abbeißen, Einreißen oder ähnliches Bearbeiten der Finger- (wesentlich seltener Fuß-)Nägel und Nagelhaut, ist ein etwa bei jedem dritten Kind oder Jugendlichen vorkommendes Verhalten, das zu schmerzhaften Entzündungen des Nagelbetts führen kann.

Psychoedukation

In der Regel ist das Nägelkauen als harmlos und vorübergehend einzustufen. Oft findet es sich zwischen dem 8.–12. Lebensjahr eher bei Mädchen und kann meistens als ein Zeichen innerer Anspannung bei Stress oder Überforderung gewertet werden.

Dieses Symptom wird erst bedeutsam, wenn es sich von andauernder und zwanghafter Natur zeigt, so dass intensivere Verletzungen im Sinne von Selbstverletzungen auftreten (Trapmann / Rotthaus, 2018).

Neben Sport, Entspannungstechniken und dem genaueren Blick auf eventuelle Entstehungsbedingungen, die der Aufrechterhaltung dienen, können folgende Ideen sinnvoll sein:

- Fragen nach **Ausnahmen**? (siehe Seite 47)

  „Gibt es Tage, an denen du deine Nägel nicht abkaust? Was ist dann anders?"

  „Schaffst du es manchmal, nicht alle deine Finger abzukauen?"
- **Loben:** Unbedingt wichtig, wenn es dem Klienten gelingt, seine Nägel zu schonen!
- Bewegung durch intensive Tanzschritte oder Stampfen mit den Füßen steigern, Singen oder Trommeln zum Spannungsabbau; Zuhören und Kuschelzeiten – oder mit den Fingern etwas anderes machen, wie Kneten oder mit Wasser hantieren, was oft auch als sehr angenehm oder entspannend empfunden wird.
- Suche nach **Ressourcen** (siehe Seite 44)
- **Fingerwahl:** *„Welcher ist der Schonfinger der Woche?"„Welcher ist dein Lieblingsfinger ...?"* oder: *„Wenn du dein Finger wärst ...?"*

  Mit entsprechender Belohnung/Loben für erfolgtes Nagelwachstum! Vielleicht kann man überlegen, welche Lieblingsnagellackfarbe dann als erste gut aussehen könnte, wenn die Nägel wieder etwas länger sind.

Vor dem Zubettgehen kann eine Handmassage wirken, bei der besonders die Finger mit einem schönen hautpflegenden Öl massiert werden, das allerdings dann nicht besonders gut schmeckt.

- Einen Handschmeichler als **Helfer** oder Glücksbringer bzw. sonstige Ersatzgegenstände benutzen, die statt der Fingernägel in Phasen der Anspannung eingesetzt werden können, z. B. ein besonders schöner glatter Kieselstein oder eine Kastanie; ein Igelball, der stattdessen gedrückt werden kann. (siehe Seite 125)
- **Therapeutische Geschichten oder Märchen** (siehe Seite 125)

  Gerade bei jüngeren Kindern einen Versuch wert! Hier könnten Zauberer oder Feen die Finger mit einem Schutz-Zauber belegen, der sie von den Zähnen fernhält oder einen unsichtbaren Handschuh schenken …

Pubertätskrisen

Die Pubertät ist eine normale Entwicklungsphase, die in ihrer Ausprägung alles andere als normal sein kann. Manchmal findet sie so gut wie gar nicht statt, und manchmal erkennen Eltern ihr Kind nicht wieder. Berechenbar oder vorhersagbar ist so gut wie nichts.

Psychoedukation

Wichtig ist es zu betonen, dass alle miteinander sehr unter der Situation leiden. Diese Lebensphase bedient sich aller Symptome, die es in der Kinder- und Jugendpsychiatrie geben kann. Daher stellt sie auch für Fachleute häufig eine Herausforderung dar.

Es wird auch nicht verwundern, dass sich die Gehirnentwicklung in einer „bewegten Zeit" befindet. Spitzer (2009) hat u. a. darauf hingewiesen, dass zwei Entwicklungsstränge parallel, aber in ungleicher Geschwindigkeit stattfinden: Unsere Amygdala kann in dieser Zeit Emotionen sehr deutlich wahrnehmen, aber das Frontalhirn ist noch nicht in der Lage damit umzugehen. Die sogenannte Myelinisierung (das Versorgen der Nervenzellen mit der Schutzschicht, damit sie überhaupt in der Lage sind, Signale zu versenden) ist noch in vollem Gange. Deswegen kann es zu Kurzschlussreaktionen kommen, was bei zigtausend Zellen nicht verwundert. Therapeutische Interventionen werden das also berücksichtigen müssen.

- **Verankern** (siehe Seite 105)

  Auch im Beispiel von Jochen ging es um die Bewältigung einer Pubertätskrise, nebst einer belastenden familiären Situation. Die Verankerung dient dazu, die zu erlernende Tätigkeit durch die Aufgabe des multikoloren Schreibens neurophysiologisch möglichst breit aufzustellen. Es finden Verknüpfungen zwischen motorischen und emotionalen Netzwerken statt, so dass Fähigkeiten auch über Umwege abrufbar werden.

- Erstellen von **Pubertätsleitlinien** (siehe Regel des Monats, Seite 139)

  Zur Orientierung des/der Jugendlichen und der Eltern ist es manchmal gut, gemeinsam ein Regelwerk zu erstellen, woran alle Beteiligten sich halten.

- Das **Los bestimmen lassen** (siehe Seite 101)

- **Veränderungsbeobachtung**
  (im Sinne des Veränderungsdetektivs) (siehe Seite 86)

  Ob man die Intervention bei Jugendlichen noch „Detektiv" nennt hängt ein wenig von der Haltung und Motivation des Jugendlichen ab. Manche finden es lächerlich, andere gehen da gut mit. Aber an der Bezeichnung der Intervention soll es nicht scheitern. Es wirkt!

- **Humor**
- **Timeline-Arbeit** (siehe Seite 123)

Schlafstörungen

Unsere innere Uhr entwickelt sich bereits im frühen Säuglingsalter. Faktoren wie Licht, Lärm oder regelmäßige Mahlzeiten können die Schlaf-Wach-Aktivität täglich neu beeinflussen, die Zuordnung als Morgen- oder Abendtyp (Letzterer besser bekannt als „Morgenmuffel" oder „Nachtmensch") ist jedoch genetisch vorbestimmt (Benz & Jenni, 2016).

Im Verlauf seiner Entwicklung zeigt ungefähr jedes dritte Kind Probleme beim Schlafen. Das Wissen um die Entwicklung des kindlichen Schlafs in den verschiedenen Altersstufen ist für Bezugspersonen und Fachleute von großer Bedeutung, um Auffälligkeiten im Tag-Nacht-Rhythmus individuell beraten und begleiten zu können. Wie viel Schlaf ein Junge oder Mädchen im Einzelnen benötigt, kann große Unterschiede im Vergleich zu Gleichaltrigen aufweisen.

Eine frühe Besonderheit stellen Schlafprobleme im Säuglings- und Kleinkindalter dar, entweder isoliert als Schlaf- oder kombiniert mit weiteren Problemen als Regulationsstörung (Bindernagel und Erb, 2016). Dabei stehen verschiedene Ursachen zur Diskussion, bei denen speziell die Störungen in der Eltern-Kind-Interaktion, psychosoziale Belastungen oder unangemessene Erwartungshaltungen gegenüber dem kindlichen (Schlaf-)Verhalten einen hohen Stellenwert einnehmen und oft weitere Fachdisziplinen hinzugezogen werden müssen.

Im Vorschulalter ist der Pavor nocturnus, die sogenannte Nachtangst oder der Nachtschreck, nicht selten und durch laute Schreiepisoden für die Bezugspersonen durchaus belastend und eindrucksvoll. Der Krankheitswert ist gering, meist besteht ein Zusammenhang mit Stress, familiäre Häufungen werden berichtet.

Im Kindes- und Jugendalter lassen sich typischerweise folgende Formen von Schlafstörungen unterscheiden:

- Einschlafstörungen
- Durchschlafstörungen
- Ereignisse, die den Schlaf stören
  (Schlafwandeln, Albträume, nächtliches Zähneknirschen oder Sprechen im Schlaf)
- übermäßiges Schlafbedürfnis

Ganz wesentlich ist es, auf weitere Symptome zu achten, die auf ein mögliches Schlaf-Apnoe-Syndrom (z. B. Schnarchen, Atempausen) oder auf zerebrale Krampfanfälle (z. B. unwillkürliche Muskelzuckungen) hinweisen können.

Da Schlafprobleme häufig im Zusammenhang mit anderen körperlichen Erkrankungen (z. B. Asthma), aber auch in Verbindung mit dem ausgiebigen v. a. abendlichen Gebrauch elektronischer Geräte oder in Begleitung psychischer

Störungen (Depressionen, Angststörungen, ADHS) zu finden sind, sollten diese an anderer Stelle mit aufgegriffen, d.h. abgeklärt und behandelt werden. Schlafmangel seinerseits kann wiederum zu Unausgeglichenheit, Konzentrationsmangel, körperlichen oder psychischen Störungen führen, ein Teufelskreis, den es zu unterbrechen gilt.

Genauso wichtig ist es, die Schlafstörungen im Kontext anderer Belastungen wie Streit in der Familie oder mit Freunden, Kummer über eine Trennungssituation oder einen Umzug, finanzielle Sorgen usw. zu betrachten sowie als ein häufiges und oftmals vorübergehendes Phänomen (Rabenschlag, 1998).

Grundsätzlich sollte die Schlafsituation im Detail erfragt werden, da sich aus der Beschreibung häufig Hinweise für die weitere Beratung nutzen lassen.

Ein Fallbeispiel:

Lukas, 10 Jahre, erzählt im Beisein seiner Mutter von der abendlichen Zu-Bett-Geh-Situation. Auf die Frage, wann er denn ins Bett gehe, nennt er mit 20 Uhr einen altersentsprechenden Zeitpunkt. Als sich aber die Frage anschließt

„Und wann genau schläfst du richtig?"

ist er zunächst verwundert und muss kurz überlegen. Lukas räumt dann aber ein:

„Meistens erst um elf oder so, weil ich, nachdem Mama ‚Gute Nacht' gesagt hat, das Licht dann wieder anmache und noch lese."

Auf die weitere Nachfrage *„Was noch?"* ergänzt er bereitwillig:

„Manchmal spiele ich dann auch …"

„Was noch?" – „Und was machst du dann …?"

„Kann sein, dass ich den Computer noch mal anmache …"

„Was noch?" – „Und wie geht es dann weiter …?"

„Oder auch den Fernseher in meinem Zimmer …"

„Was noch?"

„Wenn ich das Handy dabei habe, oft haben es meine Eltern schon einkassiert, aber wenn nicht, kann ich damit noch eine SMS an meinen Freund schicken …"

„Was noch …?"

Es lohnt sich immer wieder, sich Schlafgewohnheiten, Schlafplatz und Schlafregeln genau schildern zu lassen, ebenso wie die bisherigen Anstrengungen. Besonders bei Kleinkindern kann die **regelmäßige Präsenz** einer Bezugsperson am Bett dauerhaft Sicherheit vermitteln und entspannen, jedoch sollte außer beruhigenden Worten und kurzem Körperkontakt am Bett das Kind nicht erneut aus diesem herausgeholt werden. Hier benötigen viele Eltern Ermutigung.

Das Erstellen eines standardisierten **Schlafprotokolls** über einen Zeitraum von mindestens 10–14 Tagen kann ebenfalls sehr hilfreich und eine weitere Gesprächsgrundlage sein, die Bezugspersonen und Kind auch gemeinsam gestalten können.

Welche Bedürfnisse befriedigt das Kind/der Jugendliche in der eigentlichen Schlafenszeit?

Kann man diese Bedürfnisse auch evtl. tagsüber berücksichtigen?

Das Ziel ist immer, das selbständige Einschlafen zu fördern, damit die selbstregulatorischen Fähigkeiten des Kindes zu stärken und somit auch gleichermaßen das Durchschlafen zu erleichtern. Die hier beschriebenen Interventionen bieten sich als ergänzende und unterstützende Maßnahmen an:

- Entwicklung geeigneter **Rituale** beim Einschlafen (und Aufwachen) (siehe Seite 69)

  Bei manchen Störungsbildern ist das Aufwachen fast noch problematischer als das Einschlafen (ADHS), so dass ein frühzeitiges Weckritual mit einem ausreichenden Zeitfenster für die morgendliche Routine einschließlich einer „Kuschelphase" eine wesentliche Erleichterung darstellt.

  Regelmäßige sportliche Betätigung kann das Schlafverhalten gerade bei Schulkindern oder Jugendlichen günstig beeinflussen und könnte als Wochen- oder Morgenritual eine Bedeutung erlangen.

- **Fragen nach Ausnahmen** (siehe Seite 47)

  „Gibt es Tage, an denen das Einschlafen gut klappt?"

  „Was ist dann anders?"

- **Der angstlösende Faden** (siehe Seite 136)

  Besonders bei einer angstbesetzten Einschlafsituation

- **Therapeutische Geschichten und Märchen** (siehe Seite 125)

  Besonders bei jüngeren Kindern sinnvoll – vom (Hör-) Buch „Wie kleine Tiere schlafen gehen" (Zur Brügge & Rachner, 2013) bis zu „Laura's Stern" oder zum Sandmännchen-Klassiker; ansonsten gerne auch in eigenen Variationen und versehen mit Elementen, bei denen sich das Mädchen oder der Junge besonders angesprochen fühlt, wie die eigene Lieblingsfarbe oder mit dem geliebten Kuscheltier als Einschlafhelfer und -helden!

- **Cartoon-Therapie** (siehe Seite 120)

  Besonders bei Einschlaf- oder Durchschlafproblemen im Grundschulalter; kann auch bei Albträumen probiert werden.

- **Psychoedukation**

  Nicht selten findet sich ein Aufklärungsbedarf bezüglich der Schlafhygiene und allgemeiner Kenntnisse über das Schlafen, wie das individuelle Schlafbedürfnis, Schlafstadien usw. Insbesondere die Bedeutung eines geregelten Tagesablaufes in Anpassung an die jeweiligen familiären Möglichkeiten sowie bisherige Lösungsversuche haben hierbei einen großen Stellenwert.

  „Wie machen Sie das (mit dem Schlafengehen) bisher?"

- **Helferfigur** (Caby & Caby, 2017)

- **Kuscheltiere**

  können je nach Alter des Mädchens oder Jungen im Sinne eines Übergangsobjektes unterstützen oder als Teil eines therapeutischen Märchens – siehe oben.

Schulprobleme: Schulunlust, Schulverweigerung und Schulphobie

Psychoedukation

Die Behandlung dieser drei Themen in einem gemeinsamen Kapitel bedeutet nicht, dass sie alle gleichzusetzen sind. Im Gegenteil, es ist im späteren Verlauf sogar wichtig, alle drei voneinander zu unterscheiden, um zu einer Diagnose zu kommen. Die Anfangssymptome sind allerdings oft identisch: Es gibt ein Problem mit dem „Zur-Schule-Gehen".

Bei der Schulphobie steht die Angst (siehe auch Interventionen bei Angststörungen, Seite 148) im Vordergrund, was oft daran deutlich wird, dass die Probleme am Vorabend anfangen.

Bei der Schulverweigerung ist das meistens nicht so deutlich.

Die Schulunlust ist oft ein „Wolf im Schafspelz": Dahinter können eine erhebliche Leistungsproblematik genauso verborgen sein wie ein geringes Selbstbewusstsein, aber auch Konflikte in Verbindung mit Schule, bis hin zu Mobbing-Erfahrungen.

Zunächst konzentriert man sich auf das Anfangssymptom:

Ein Kind will nicht – oder nur sehr ungern – zur Schule.

Aber Vorsicht: Schulprobleme hängen oft nicht mit der Schule zusammen!

- **Fragen nach Ausnahmen** (siehe Seite 47)

  „Wann gelingt es dir, zur Schule zu gehen?"

  „Was ist dann anders?"

  Wie entscheidet der Schüler, ob er zur Schule geht oder nicht?

  Häufig spüren die Kinder in sich hinein und bemerken „so ein Gefühl", das sie daran hindert, zur Schule zu gehen. Mit diesem kann auch wieder gearbeitet werden.

- **Verordnen des Symptoms** in zweierlei Hinsicht: (siehe Seite 78)

  - Man kann sich das „Gefühl" beschreiben lassen und es dann dreimal täglich verordnen, nachdem sichergestellt wurde, dass der Schüler das Gefühl auch provozieren kann. Die Verordnung macht deutlich, dass man das Gefühl auch haben kann, ohne die Schule zu verweigern, und vor allem kann man selbst bestimmen, wann das Gefühl wieder aufhört.

- Man kann einem Schüler auch verbieten, zur Schule zu gehen. Man verliert nichts, und schafft – zumindest vorübergehend – eine gute Compliance.

- **Vorhersagekalender** (siehe Seite 94)

  Wenn es hin und wieder gelingt, zur Schule zu gehen, empfiehlt sich der Vorhersagekalender: *„Was denkst du, wie es morgen sein wird …?*

  „Glaubst du, dass du es schaffen wirst, zur Schule zu gehen?"

  Der Kalender ist umso wichtiger im Zusammenhang mit der **Schulphobie**, da das Gefühl der Machtlosigkeit bei allen Beteiligten oft dominiert.

  Die Vorhersage kann ein wenig Kontrollgewinn zurückbringen.

- **Zirkuläres Fragen** (siehe Seite 57)

  „Wenn du Lehrer wärst und du hättest einen Schüler, der keine Lust hat auf Schule, was würdest du tun?"

  „Wenn dein Lehrer hier sitzen würde, was würde er mir erzählen, was der Klasse fehlt, wenn du nicht da bist?"

  (Diese Frage kann auch diagnostisch sehr wertvoll sein.)

- **Verankern von Mut** (siehe Seite 105)

  Das Verankern von Mut (oder Selbstvertrauen) lässt sich besonders gut mit einem Glücksbringer oder „Mut-Stein" verstärken.

  Dieser wird dem Betroffenen feierlich überreicht und soll einen festen Platz erhalten, an dem er leicht wiedergefunden werden kann, z. B. in der Federmappe oder in der Hosentasche, damit er bei Bedarf gleich in die Hand genommen werden kann und an das Gespräch dazu erinnert …

  Tipp: Lässt sich bei jüngeren Kindern auch gut mit einer Geschichte verbinden!

- **Fragen**

  Sich eine genaueste Schilderung der Abläufe geben lassen:

  „Wer macht wann was und warum …?"

  „Was machen die Eltern, was die Geschwister …?"

Der „Tanz der Familie" ist oft sehr beeindruckend und wird der Familie erst durch die Frage wirklich bewusst.

- **Das Los entscheiden lassen** (siehe Seite 101)

Für die Schüler ist es eine Entlastung, nicht mehr selbst entscheiden zu müssen. Es sollte allerdings auf jeden Fall eine Steigerung eingebaut sein: Die Münze hat nur zwei Seiten, der Würfel aber sechs!

Zum Schluss muss der Schüler lediglich bei einer Zahl zuhause bleiben. Bei den fünf anderen „darf" er zur Schule gehen!

Selbstwertprobleme

Patienten mit einer Selbstwertproblematik sind unseres Erachtens sehr darauf angewiesen, ihre Ressourcen und Fähigkeiten kennenzulernen, neu zu entdecken oder einzusetzen.

Einige Ideen dazu:

- **Der Ressourcenstammbaum** (siehe Seite 44)

  Einen Stammbaum malen lassen, entweder in der Gesprächssituation oder als Hausaufgabe, mit genau den Fähigkeiten, die bestimmte Familienmitglieder ausmachen oder ausgemacht haben (z. B. Großeltern, Lieblingstante).

  Das wird dann verbunden mit der Frage:

  „Wo sind denn diese Fähigkeiten bei Ihnen/dir?"

- **Das Ressourcenbarometer** (siehe Seite 45)

  Von den vielen Ressourcen, die im Stammbaum auftauchen, wird eine ausgesucht und dann skaliert, wie diese aktuell eingesetzt wird (0 = „gar nicht", 10 = „immer"):

  Dazu ein **Beispiel:**

  Selbstwertgeminderte Klienten werden die Fähigkeit „Mut" z. B. bei 3 einstufen.

  Die Frage ist dann: *„Was werden Sie anders machen, wenn Sie 4 sagen würden?"*

  Das, was dann geschildert wird, kann bis zum nächsten Termin **verordnet** werden: *„Tun Sie bitte mal so, als ob Sie bei 4 wären!"*

- **Verordnen von Veränderung** (siehe Seite 83)
- **Hausaufgaben** (siehe Seite 97)

  Eine Situation im Alltag auswählen lassen, in der der Klient sich vorstellen kann, sein neu gewonnenes Selbstbewusstsein zu demonstrieren. Das kann das Übernehmen eines Amtes oder einer Aufgabe sein, das Ansprechen einer Person u.v.m.

- **Das Los entscheiden lassen** (siehe Seite 101)

  Und zwar darüber, welche Ressource der Klient in der darauffolgende Woche einüben möchte: Der Würfel hat sechs Seiten, jede Seite korrespondiert mit einer Fähigkeit. Hier geht man nach dem Motto vor: „Doing is knowing" (nach Berg & de Shazer, 1998). Indem der Klient etwas macht, weiß er, dass er es kann.

- **Cartoontherapie** (siehe Seite 120)

  Mit dem Zeichnen eines Cartoons, in dem am Thema Selbstwert gearbeitet wird, kann man insbesondere bei Kindern ab dem Grundschulalter mittels einer Helferfigur einen positiven Akzent setzen.

  Diese Intervention lässt sich mit einer **therapeutischen Geschichte** in einem Folgegespräch weiter vertiefen, ebenso kann man sie gut mit der Vergabe eines **„Mut-Steins"** verbinden.

- **Externalisieren** (siehe Seite 63)

  Die Lieblingspuppe des Kindes oder der Talisman eines Erwachsenen erinnert an die Fähigkeiten, die für das Selbstwertgefühl gebraucht werden und begleiten das Kind/den Erwachsenen.

  Wenn aber das zugrundeliegende Problem externalisiert wird, bleibt die Puppe oder der Talisman natürlich zuhause.

- **Mit dem Namen arbeiten** (siehe Seite 114)

  Egal in welcher Altersgruppe, die Namensübung, bei der zu jedem Buchstaben des eigenen Vornamens positive Eigenschaften verankert werden, ist meistens eine eindrucksvolle Intervention. Das Blatt, auf dem die Übung ausgeführt wurde, kann an einer speziellen Stelle angebracht werden, so dass dadurch möglichst häufig an die besonderen Fähigkeiten erinnert wird.

- **Urkunden** (siehe Seite 141)

  Gerade bei Klienten mit mangelndem Selbstvertrauen hilft es, wenn einzelne Schritte auf dem Weg zu mehr Mut in die eigenen Fähigkeiten, z. B. mit einer Urkunde, besonders gewürdigt werden:

  „Du hast es geschafft, in der Schule alleine ein Referat zu halten!"

  „Wir sind stolz darauf, dass du/Sie …!"

  „Urkunde für besonderen Mut beim Streit-Schlichten!"

- **Lebenslinienarbeit** (siehe Seite 123)

  Gerade mit den Klienten, die eine Selbstwertproblematik mitbringen, ist es wichtig, sich die Lebenslinie oder auch „Timeline" anzuschauen.

- *„Sie haben einiges erlebt und sind irgendwie da durchgekommen."*
- *„Wie haben Sie das geschafft?"*
- *„Welche Ressourcen haben sie dafür eingesetzt?"*

Je nach Alter und Interessenlage können hier sehr vielfältige Ideen passen, nicht jedes Kind oder jeder Jugendliche ist direkt vom Arbeiten mit Papier und Stiften begeistert, hat aber möglicherweise Spaß an einem eigenen ressourcen-betonenden Videoclip oder dem Erstellen eines Fotobuches.

Trauer und Abschied

Manche Trauerreaktionen dauern sehr lange und lähmen Abläufe. Je jünger der Betroffene, umso unspezifischer und wenig zeitlich korrelierbar können Symptome auftreten.

In manchen Familien gelingt es auch nach Jahren nicht, den Tod eines Angehörigen zu akzeptieren. Für diese Fälle können folgende Interventionen hilfreich sein.

- **Zirkuläres Fragen** (siehe Seite 57)

  „Wenn deine Oma jetzt hier im Raum wäre und wir könnten sie fragen, was würde sie sagen, was jetzt zu tun wäre?"

- **Hausaufgaben** (siehe Seite 97)

  Einen Brief aus dem Jenseits mit der Frage schreiben:

  „Wenn der oder die Verstorbene dir einen Brief darüber schreiben würde, was er oder sie in diesem Fall entscheiden würde – was könnte denn da drinstehen?"

  Oder:

  „Wenn die Oma dich an deine stärkste Fähigkeit erinnern würde, woran würde sie dich dann erinnern?"

- Weitere **Fragen**:

  „Welche Fähigkeiten hatte die Oma, und welche davon hast du geerbt?

  Und woran merkst du das?"

  Oder:

  „Welche ihrer Fähigkeiten würdest du gerne weiter ausbauen?"

  Oder:

  „Was musste Onkel … feststellen, damit er zehn Jahren nach seinem Tod endlich ruhen kann?"

  Oder:

  „Man könnte den Eindruck haben, dass der Tyrann von damals immer noch da ist, obwohl er schon lange tot ist. Woran würde er merken, dass er keinen Einfluss mehr hat und sich zurückziehen kann?"

- **Malen und Zeichnen** (siehe Seite 116)

  „Schönes-aus-meinem-Leben" malen, als Gruppe diese Werke zu einem „Bild der Hoffnung oder der Erinnerung" zusammensetzen.

- Bilder, Fotos, Collagen, Geschichten, Erinnerungsstücke in einem selbstgebastelten, dekorierten Buch sammeln: **„Sei-nicht-traurig-Buch"**, „… (Name des Kindes) … -Buch" oder **„Buch der Erinnerungen"** (Hobday & Ollier, 2001).

- Abschieds**rituale** (siehe Seite 69)

  Zum Thema „Loslassen" könnten selbstgeschriebene Briefe oder Bilder auf den Weg geschickt werden:

  - Diese an einen heliumgefüllten Luftballon binden
  - Ein Bild als Papierboot oder in einer Flaschenpost in einem Bach oder Fluss wegdriften lassen
  - Am Grab des Verstorbenen ablegen
  - …?

  Das Kind oder der Jugendliche haben in der Regel weitere eigene Ideen, die oftmals noch passender sind. Hier sollte Raum angeboten werden für die Entwicklung ganz individueller Vorschläge. Auch die neuen Medien bieten sich dabei möglicherweise an, doch sind virtuelle Schritte eine Dimension, mit der eine ganze und insgesamt weniger hilfreiche Bandbreite von Unverbindlichkeiten bis Risiken eröffnet werden kann.

Trauma und Traumafolgestörungen

In Teil 2 der Psychotherapeutischen Schatzkiste findet sich das Thema der Posttraumatischen Belastungsstörung. In den letzten Jahren haben sich die Erkenntnisse im Bereich Trauma weiterentwickelt, so dass wir für diese erweiterte Ausgabe des ersten Teils ein Update formulieren möchten. Die Forschung differenziert inzwischen gut zwischen den Folgen bei Kindern und Jugendlichen, im Gegensatz zu den erwachsenen Betroffenen.

Gerade bei Kindern und Jugendlichen ist es immanent wichtig, früh genug zu behandeln, da inzwischen bekannt ist, dass es zu epigenetischen Veränderungen kommen kann. Das wiederum könnte zu transgenerationalen Belastungen führen (Korittko, 2015).

Korittko unterscheidet weiter zwischen inner- und außerfamiliären Traumata. Bei Kindern, die mit dem übergriffigen Elternteil konfrontiert werden, kann es durchaus sein, dass diese auf Grund der nach wie vor vorhandenen Loyalität oder aus Selbstschutz nicht mit der erwartenden Abwehr, sondern mit unauffälligem und zugewandtem Verhalten reagieren. Ein Einbeziehen des familiären Systems in die Therapie macht daher umso mehr Sinn, als es in beiden Fällen aus unterschiedlichen Gründen erforderlich ist.

Bei innerfamiliären Traumata ist es wichtig, die eigene Resilienz einerseits und die Loyalität zum Täter andererseits im Blick zu haben. Auch bei der Symptomatik sollte Letzteres berücksichtigt werden: **Bei Kindern, die mit dem übergriffigen Elternteil konfrontiert werden, kann es durchaus sein, dass diese auf Grund der nach wie vor vorhandenen Loyalität oder aus Selbstschutz nicht mit der zu erwartenden Abwehr, sondern mit unauffälligem und zugewandtem Verhalten reagieren.** Sie liefern somit häufig die Argumente für den Täter, dass es wohl nicht so schlimm gewesen sein kann …

Damit geraten diese Kinder und Jugendlichen in Konflikt mit der eigenen Strategie. Yvonne Dolan hat bereits im Jahre 2000 darauf hingewiesen, dass es u. U. in der Therapie darum gehen wird, in sehr kleinen Schritten die Ressourcen der Opfer im Geschehen zu eruieren:

- *„Wie hast du es geschafft, das auszuhalten?"*
- *„Welche Stärken hast du eingesetzt, um das zu überstehen?"*
- *„Wie hast du das überlebt?"*

Bei Opfern von außerfamiliärer Gewalt ist es umso wichtiger den familiären Kontext zu nutzen, um ein Netz des Schutzes und der Geborgenheit zu spinnen, von wo aus gelernt werden kann, mit dem traumatisierenden Erlebnis umzugehen.

Psychoedukation: Die Aufklärung über Häufigkeit, Formen und Folgen z. B. von Gewalt sowie möglicher Symptome, hilft gegen Mythenbildung und sorgt für eine erste Entlastung.

Fallbeispiel:

Antonia, 13, wird vor der Trennung ihrer Eltern erstmals in der Ambulanz wegen einer Verweigerungshaltung, sowohl in der Familie als auch in der Schule, vorgestellt. Kurz nachdem wir in die Diagnostik und Therapie eingestiegen waren, trennen sich die Eltern und es bricht ein regelrechter Rosenkrieg aus, der es beiden Eltern nicht mehr ermöglicht, gemeinsam an einem Tisch an Gesprächen teilzunehmen. Antonia wird immer auffälliger und gilt schließlich als nicht mehr beschulbar. Es gelten für sie keine Regeln mehr, sie lässt alle und jeden abblitzen.

Zu diesem Zeitpunkt droht eine stationäre Behandlung, da es auch Zuhause nicht mehr klappt. Die Geschwister leiden deutlich unter der Situation, die Mutter weiß nicht mehr wie es weitergehen kann. Der Vater wirft seiner Ex-Frau vor, das Kind nicht in den Griff zu bekommen, bricht zeitgleich den Kontakt ab.

Im Laufe der Therapie stellt sich heraus, dass Antonia vor längerer Zeit das Handy ihres Vater „geerbt" hatte, worauf aber nicht alles gelöscht war. So bekam sie völlig altersunangemessen mit, dass der Vater ausgiebig über seine zum Teil kriminellen Handlungen berichtet und diese auch mittels Fotos festgehalten hatte. Das hat Antonia so massiv getroffen, dass sie mit ihrer Mutter darüber sprechen musste, die das sofort zum Gegenstand des Rosenkriegs machte, was wiederum dazu führte, dass die Familie in ihrer wirtschaftlichen Existenz bedroht war.

Daraufhin eskaliert die Situation völlig, weil Antonia sich plötzlich für die Situation der ganzen Familie verantwortlich fühlt. Nach einiger Zeit ist Antonia – gemeinsam mit ihrer älteren Schwester – in der Lage die Frage *„Wie hältst du das bloß aus?"* so zu beantworten, dass sie sie auf sich beziehen kann und nicht auf Freundinnen oder Geschwister, die ihr dabei geholfen haben. Da sie sowohl zuhause, als auch in der Schule inzwischen völlig isoliert ist, gab es Zweifel daran.

Als sie gefragt wird:

- *„Was hast du gemacht um das auszuhalten?"*

berichtet sie irgendwann, dass sie sich vor dem Einschlafen eine Zeit lang mit ihrer verstorbenen Oma unterhalten habe.

Mit der Frage, welche Stärken der Oma sie auch hätte, kommt Bewegung in die Therapie und wir konnten über mehrere Wochen einzelne Stärken der

Großmutter und des Mädchens herausarbeiten, worauf sie bei Bedarf zurückgreifen konnte.

Dieser Prozess hat drei Monate gedauert … Hier also noch einmal der Hinweis, dass es beim Thema Trauma sehr viel mehr Zeit brauchen kann, als bei anderen Auffälligkeiten.

- **Ressourcenaktivierung** (siehe Seite 44)

  „Welche deiner Stärken schätzt du an dir ganz besonders?"

  Hier gilt: Selbstvertrauen stärken und viel Geduld zeigen!
- **Fragen nach Ausnahmen** (siehe Seite 47)
- **Zirkuläres Fragen**
- **Entspannung und Imagination** (Caby & Caby, 2017)

  Der „sichere innere Ort" hat hier einen besonderen Stellenwert.
- **Therapeutische (Lösungs-)Geschichten** (siehe Seite 125)
- **Externalisieren** (siehe Seite 63)
- **Skalieren** (siehe Seite 50)
- **Rituale und Hausaufgaben** (siehe Seite 69)

  Gerade nach traumatischen Lebensereignissen gilt es, Umfeld und Alltagsrhythmus mit verlässlichen Abläufen zu stabilisieren. Neben dem Aspekt der Geborgenheit sollten hierbei Stressbewältigung und Entspannung im Mittelpunkt stehen, aber auch die kognitive Verarbeitung und Zukunftsorientierung. Da Rituale über das Handeln stärken, kann dies z. B. in Form von regelmäßigen Tagebuch-Aufgaben erfolgen, in denen der Klient aufgefordert wird, Alltagserlebnisse positiv zu bewerten:

  „Überlege noch einmal wie du die Belastungssituation heute hinbekommen hast?"

  „Welches Alltagsritual hilft dir, besonders entspannt in den Tag zu starten? Welche Tätigkeiten könnte es noch geben?"

  Das tägliche Innehalten an einem Ort, an dem sich der Klient aufgehoben fühlt, wäre eine weitere Variante. Ein jugendlicher Flüchtling erzählt dazu:

„Bevor ich in den Bus steige, bleibe ich ein paar Minuten an meinem Lieblingsbaum stehen und betrachte durch seine Zweige den Himmel. Irgendetwas ist jeden Tag anders – ja nach Jahreszeit neu – und einiges bleibt immer gleich. Das beruhigt mich, tut mir gut. Und es erinnert mich an einen Baum in meiner Heimat."

- **Genogramm- und Lebenslinien-Arbeit** (siehe Seite 123)
- **Veränderungsaufgaben / „Der Veränderungsdetektiv"** (siehe Seite 83)

Zwänge und Tics

Zwänge und Tics werden kinder- und jugendpsychiatrisch unterschiedlich diagnostiziert. Trotzdem sehen sie oft gleich aus, was die Diagnose erschwert.

Wiederkehrende Ideen oder Handlungen, anfangs nur in isolierter Form, sind die typischen Merkmale von Zwangsstörungen (Poustka & Rothermel, 2015). Nicht selten wechseln im Verlauf Symptomatik und Intensität. Meist dienen Zwänge dazu, befürchtete Situationen zu vermeiden und Spannungen zu reduzieren.

Grob gesehen kann man Zwänge von Tics unterscheiden, weil der Zwangspatient unruhig wird, wenn er seinen Zwängen nicht nachgehen kann oder wenn man ihn davon abhält. Sensomotorische Empfindungen wie Kribbeln o. ä. gehen bei älteren Kindern oft den Tics voraus.

Tics sind generell eine häufige und in der Regel vorübergehende, selten chronische Störung des Kindesalters. Sie haben die Tücke, dass sie auch manchmal verschwinden und erst ein halbes Jahr später wieder auftauchen. Wegen der schwierigen Differenzierung sollte die Diagnose in kinder- und jugendpsychiatrischer Hand bleiben. Psychiatrische Begleitstörungen sind häufig, besonders bei schweren Tics (Wanderer et al., 2015).

Aber was tun?

Bei **Zwängen** kommt es darauf an, dass der Klient die Kontrolle über seine Zwänge bekommt, statt umgekehrt.

Dafür könnten folgende Interventionen sinnvoll sein:

- **Verordnen von symptomfreien Zeiten oder Räumen**
  (siehe Seite 92)

  Der Klient kann auch danach gefragt werden, wie lange er ohne Zwangshandlungen auskommen kann.

  Wenn er sich auf eine Zeit festgelegt hat, kann man über die Verlängerung dieser symptomfreien Episode verhandeln. Allerdings in kleinen Schritten!

- **„Zwänge einzwängen"** (modifiziert nach Nardone, 2003):

  Der Therapeut/Berater legt mit dem Betroffenen gemeinsam eine Zeit und einen Raum fest, in dem alle Zwänge durchgeführt werden müssen – und zwar täglich zur gleichen Zeit, dokumentiert von einem Wecker oder einer Stoppuhr.

In dieser Zeit sollen auch die Gedanken gedacht werden, die mit den Zwängen vermieden werden.

Der restliche Tag soll möglichst normal sein.

Voraussetzung ist eine **vertrauensvolle** Beziehung zum Klienten.

- **Fragen** (siehe Seite 27)

  „Woran werden/wirst Sie/du merken, dass Sie/du es geschafft haben/hast, mit dem Zwang zu leben?"

  (Wenn die Antwort lautet *„Dann habe ich sie nicht mehr."* ist das eine Steilvorlage für folgende Frage: *„Toll! Und woran merkst du, dass sie weg sind? Was geht jetzt, was früher nicht ging?"*)

  Oder:

  „Wofür ist es gut, diese Zwänge zu haben?"

- **Vorhersagekalender** (siehe Seite 94)

  Wenn der Zwang nicht durchgehend da ist, kann diese Methode Sinn machen.

- **Reframing** (siehe Seite 55)

  Z. B. *„Der Zwang sorgt für Struktur."*

  Oder:

  „Der Zwang hilft mir dabei, nicht zu schnell zu werden."

  Bei Tics geht es um Akzeptanz, aber auch um das „Umgehen" mit dem Tic.

Gelingt es dem Klienten, die Tics zu unterdrücken?

Wenn ja, wie lange? Würde er es auch eine Minute länger schaffen?

Ein wichtiger Bestandteil ist die **Psychoedukation**, bei der das Kind oder der Jugendliche sowie das Umfeld über die in der Regel günstige Prognose aufgeklärt werden. Hinweise auf die hohe Rate an Spontanremissionen und Einflussfaktoren wie Stress sind dabei von entscheidender Bedeutung. Auch Tagwerker, Gloor und Walitza (2016) betonen den Stellenwert psychoedukativer Aspekte, Selbstbeobachtung und Entspannungstechniken haben ihren festen Platz. Abhängig vom Leidensdruck findet sich eine mehr oder weniger ausgeprägte Veränderungsbereitschaft, oft ist die Lebensqualität nur gering beeinträchtigt.

Das Verordnen des Symptoms (siehe Seite 78)

im Sinne einer paradoxen Intervention, in Form einer selbst ausgelösten Ausführung des Tics, kann dessen Auftreten im darauf folgenden Zeitraum reduzieren.

Alle diese Interventionen können im Vorfeld einer medikamentösen Behandlung, aber auch als Unterstützung derselben eingesetzt werden.

„Auf einmal merkt man, dass man Schritt für Schritt die ganze Straße gemacht hat."

Michael Ende: Momo (1973, S. 37)

Kapitel 4: Scheinbar aussichtslos oder: Das Meistern besonders kniffeliger Situationen

Vierzehn pikante Gesprächssituationen

Im Folgenden wurden schwierige Gesprächskonstellationen zusammengetragen, die uns immer wieder begegnen oder von Kollegen geschildert wurden. Auch wenn diese Situationen sich nicht deckungsgleich wiederholen, ist manchmal Vergleichbares denkbar.

Vielleicht inspiriert das Eine oder das Andere.

Einer wird gefragt, ein Anderer antwortet (immer)

Ein sehr häufiges Phänomen, allerdings absolut nicht nur, aber häufig auf Mütter bezogen!
Spätestens nach der dritten Frage, die von der besorgten Mutter stellvertretend für das Kind beantwortet wurde, sollte der Berater oder Therapeut eingreifen:

- *„Sag mal, Ronny, wie ist das denn für dich? Ich bemerke gerade, dass ich dich gefragt habe, aber Mama hat immer geantwortet! Was würdest du mir denn sagen?"*
- *„Vielen Dank, Frau X.! Ich stelle gerade fest, dass Sie sich sehr viele Sorgen machen. Aber manchmal ist es nützlich, dass ich auch vom Kind höre, was es dazu sagen würde."*
- *„Darf ich Ihnen schildern, was ich gerade beobachte?"*

„Sie sind unsere letzte Hoffnung!"

Mit diesem Satz wird einerseits deutlich, wie groß der Druck der Klienten ist, aber auch, wie groß der Druck für den Therapeuten werden könnte. Dieses Drucks sollte man sich entledigen.

Mögliche Interventionen wären:

- *„Vielen Dank für Ihr Vertrauen, aber ich habe die Erfahrung gemacht, dass Hoffnung zwar leben lässt und grün ist, aber nicht wirklich weiterbringt!"*

- *„Woran werden Sie merken, dass es gut war, Ihre letzte Hoffnung bei mir eingesetzt zu haben?"*
- *„Wenn es stimmt, dass die Hoffnung zuletzt stirbt, muss ich mir dann jetzt Sorgen machen?"*
- *„Wir sollten uns auf die ‚Vorletzte' einigen!"*
- *„Ich kann Sie beruhigen, nach mir gibt es auch noch jemanden."*
- *„Was hätte bei den vorigen Hoffnungen denn herumkommen sollen?"*

„Wir haben schon alles probiert!"

In Verbindung mit dem vorherigen Punkt – *„Sie sind unsere letzte Hoffnung!"* – wird besonders gerne behauptet, dass man schon alles ausprobiert habe. Das stimmt meistens auch.
„Alles ausprobiert …" heißt leider auch oft *„… und zu früh aufgehört"*.

Aber es lohnt sich, genauer hinzuschauen. Das tut man am besten mit folgenden Fragen:

- *„Was von dem hat am besten funktioniert? Und was genau? Und was haben Sie da gerade anders gemacht?"*
- *„Was muss ich nicht noch einmal vorschlagen?"*

Das Problem mit den misslungenen Versuchen ist oft, dass ein Tipp gegeben wurde, dessen Unwirksamkeit sehr schnell bewiesen wird, weil es entweder keine eigene Lösung und daher nicht wirksam war, oder weil der Betroffene doch eher ein Besucher oder Klagender war, anstatt ein Kunde (de Shazer, 1997).

Man kann außerdem die Befürchtung haben, dass die Compliance möglicherweise nicht besonders gut ist. Daher ist es bei diesen Klienten umso wichtiger, perspektivisch vorzugehen und deren eigene Vorstellungen von „Lösung" herauszuarbeiten.
Im stillen Kämmerlein kann man aber bei der Aussage *„Wir haben schon alles ausprobiert."* ruhig denken: *„Von wegen!"*

„Du kriegst das sowieso nicht hin!"

Eltern sind einerseits verzweifelt, beklagen aber ohne Unterbrechung das Verhalten des Kindes. Damit machen Eltern sehr deutlich, dass der Tank leer ist. Genau das sollte man aufgreifen:

- *„Ich bewundere sehr, dass Sie trotz Ihrer Verzweiflung einen Neuanfang machen möchten."*

- *„Wenn man erschöpft ist, will einem nicht mehr so richtig was einfallen. Darf ich einen Vorschlag machen? Erzählen Sie bitte mal von der Zeit, wo alles noch gut war."*
- *„Was macht Sie denn so hoffnungsfroh, dass wir das hinkriegen?"*
- *„Wie haben Sie das die ganze Zeit ausgehalten?"*
- Eine nette Reframing-Variante: *„Sie gehören also zu denen, die nicht so schnell aufgeben! Das ist schon mal etwas ganz Wichtiges!"*

„Typisch."

Dieses Wort ist selten positiv gemeint und wird häufig in konfliktreichen Beziehungen angewandt. Daher:

- *„Was gibt es an schönen Dingen, die typisch sind?"*
- *„Was genau ist typisch? Und wie gehen Sie damit um? Würden Sie gerne anders damit umgehen?"*

„Wenn meine Frau das anders machen würde, hätten wir kein Problem."

Ein Klassiker in Paarkonflikten. Eine mögliche Intervention könnte sein:

- *„Was würden Sie anders machen, wenn Sie kein Problem hätten?"*
- *„Macht es Ihnen etwas aus, mit der Veränderung anzufangen und zu beobachten, was dann passiert?"*
- *„Und wenn Ihre Frau es dann anders macht, was machen Sie dann anders?"*

Eine klassische Indikation für den „Veränderungsdetektiv" (siehe Seite 86).

Der Klient/Patient hat ein Anliegen, der Therapeut aber keine Zeit

Gar nicht so selten kommt es vor, dass Klienten ein sehr wichtiges und zeitaufwändiges Anliegen haben, das sie „mal eben" mit dem Therapeuten besprechen müssen. Dieser hat schon Zeitnot, weil noch einige Gespräche anstehen oder weil es schon spät ist und die eigene Familie auch noch Ansprüche hat. Er will den leidenden Klienten aber nicht abweisen, weil er merkt, dass es brennt.
Und das Gespräch soll auch noch zu einem Ergebnis führen:

- *„Herr X., ich habe leider nur 10 Minuten Zeit. Woran würden Sie am Ende dieser zehn Minuten merken, dass es sich gelohnt hat, dieses Gespräch geführt zu haben?"*

Wenn der Redefluss nicht aufhört

Manchmal kommt es vor, dass das Vertrauen der Eltern zum Therapeuten so groß ist, dass sie mit dem Reden nicht mehr aufhören können. Dann ist man als Angesprochene oder Angesprochener etwas verunsichert. Bricht man ab oder lässt man ausreden?

Folgendes hat sich bewährt: Es wird wenig bringen auf der Sprachebene in Konkurrenz zum Redeschwall zu gehen. Vielmehr lohnt es sich durch Körpersprache, zum Beispiel durch Handheben oder durch Räuspern oder durch Sich-Umpositionieren, den Redeschwall zu unterbrechen. Die veränderte „Sprache" irritiert Ihr Gegenüber schonend, und die kleine Verwirrung, beziehungsweise Verstörung reicht, um den Redeschwall zu unterbrechen.

Spätestens beim zweiten Mal zaubert man mit dieser Intervention sogar ein Lächeln auf das Gesicht des Gegenübers. Beim dritten Mal reicht oft die Andeutung der neuen Sprache, um den Sprachfluss erst gar nicht entstehen zu lassen.

Die Handbewegung könnte noch mit der Frage:

„Darf ich Sie kurz unterbrechen?"

kombiniert werden.
Das könnte die kürzeste, aber effektivste Intervention in diesem Buch gewesen sein.

„Mit dem Vater/der Mutter meines Sohnes setze ich mich nie wieder an einen Tisch!"

Das ist eine absolute Aussage, die erst einmal keine Diskussion zulässt, es sei denn:

- *„Könnte es einen Grund dafür geben, es doch zu tun?"*
- *„Wenn Ihr Ex-Partner hier sitzen würde, was würde er dazu sagen?"*
- *„Wären Sie bereit, ein Experiment zu wagen, wenn ich Ihnen garantiere, dass Ihnen nichts passieren wird?"*

Zur Not können solche Gespräche auch mittels Einwegscheibe/Video oder in separaten Räumen, aber zeitgleich stattfinden. Der Therapeut wandert dann zwischen den Räumen hin und her und berichtet beispielsweise dem Kind (in einem dritten Raum), was gerade Thema ist.

Der Streit entbrennt im Behandlungszimmer

Ehe man sich versieht, zeigen die Paare oder Familien, warum sie gekommen sind: Der Streit geht los und alle wollen womöglich gleich eine Stellungnahme vom Therapeuten oder Berater zum wichtigsten Punkt: Wer hat Recht?

Diese Frage sollte natürlich nicht beantwortet werden.

Empfehlenswert ist an dieser Stelle ein **Reframing**.

Der Therapeut bedankt sich:

- *„Vielen Dank dafür, dass Sie mir zeigen, weshalb Sie gekommen sind!"*
- *„Das habe ich jetzt gesehen. Ist das zuhause genau so?"*
- *„Darf ich Ihnen schildern, was ich beobachtet habe?"*

Im Wiederholungsfall:

- *„Darf ich kurz unterbrechen?"* (Meistens muss man hier auch mit seiner Körpersprache eingreifen, indem man mit erhobenen Händen auf sich aufmerksam macht.)
- *„Kann mir noch jemand erzählen, wie Sie damit angefangen haben?"*

Oder einfach:

- *„Warum ist es Ihnen wichtig, die Frage: ‚Wer hat Recht?' beantwortet zu bekommen?"*

„Es ist doch so, oder?"

Ein häufiger Versuch, der Allparteilichkeit des Therapeuten ein Bein zu stellen.

Auch diese Frage sollte nicht beantwortet aber trotzdem gewürdigt werden:

- *„Was wäre, wenn es so wäre?"* ergänzt von
- *„Was wäre, wenn es nicht so wäre?"*

Der Klient hat kein Anliegen

Manchmal kommen Klienten – Jugendliche oder Erwachsene – in die Beratung und behaupten, kein Problem zu haben und nicht zu wissen, weshalb sie gerade da sind.
Die einzige Art Frage, die es da zu stellen gibt:

„Was kannst du / können Sie tun, damit niemand mehr auf die Idee kommt, dich / Sie hierher zu schicken?"

Oder:

„Was können wir beide tun, damit du nicht mehr herkommen musst …?"

Oder:

„Was glaubst du, woran es liegt, dass sich die anderen … Sorgen um dich machen?" – „Was kannst du tun, damit das aufhört?"

Auch diese Fragen haben eine Antwort verdient!

Die Eltern bringen ein krankes Kind und der Berater / Therapeut vermutet, sie hätten eine Ehekrise

Eine sehr häufige Falle: die Eltern sind der Auftraggeber und kommen als Eltern. Wenn der Verdacht der Ehekrise aufkommt, werden sie aber nicht mehr als Eltern, sondern als Paar gesehen. Der Therapeut wechselt systemisch betrachtet die Ebene: er geht von der Eltern- auf die Paarebene.

Das kann man machen, aber nicht ohne vorher um Erlaubnis gebeten zu haben. Das beinhaltet allerdings automatisch, dass die Eltern dazu auch nein sagen dürfen. Was es zu akzeptieren gilt, auch wenn die Einschätzung noch so richtig ist.

Die Frage könnte lauten:

„Entschuldigen Sie, ich merke gerade, dass ich eine Frage stellen muss, die nicht direkt mit dem Problem Ihrer Tochter zu tun hat. Darf ich das?"

Oder:

„Das, was Sie gerade erzählt haben, hat mit Ihnen als Paar und nicht so sehr als Eltern zu tun. Darf ich da nachhaken?"

Wir haben es jedoch noch nie erlebt, dass Eltern diese Bitte abgeschlagen haben. Die meisten hatten die heimliche Hoffnung, dass man wohl drauf kommen wird.

Wenn nichts mehr geht …

Manchmal gibt es Situationen im Gespräch, bei denen man den Eindruck gewinnt, dass nichts mehr geht. Bevor man ganz aussteigt, steht dem Berater oder Therapeuten immer noch zu, das Unmögliche zu tun, z. B.:

- **Verstören**, indem man etwas völlig Ungewöhnliches und Unerwartetes macht.
- ***Provozieren***, indem man einräumt, zum ersten Mal nicht mehr weiterzuwissen:

  „Haben Sie vielleicht eine Idee?"

- **Etwas ganz anderes machen** – was auch immer einem gerade einfällt!
- **Selber mitmachen oder übertreiben**, was der Klient (meist das Kind) gerade macht, z. B. sich auch verweigern, abweisend und unzufrieden schauen, die Arme genauso verschränken oder einmal ganz laut sein …

Der Fantasie sind keine Grenzen gesetzt, solange man den Klienten respektiert!

Das Wichtigste zum Schluss!

Es empfiehlt sich immer zum Schluss des Erstgespräches, aber auch bei späteren Gesprächen danach zu fragen, ob es noch etwas Wichtiges gibt, was der Therapeut wissen müsste.

Manchmal erzählen Menschen ganz nebenbei, was eigentlich noch so alles anliegt:

„Gibt es noch etwas, worüber wir noch nicht gesprochen haben, was aber für die weitere Behandlung wichtig sein könnte?"

Oder *„… was ich unbedingt wissen müsste?"*

In diesem Sinne: Viel Erfolg!

Am Ende wird alles gut,
und wenn es nicht gut ist,
ist es noch nicht das Ende.

Oscar Wilde

Literatur

Andrecht & Geiken (1999): Ressourcenorientierte Familiendiagnostik in der Kinder- und Jugendpsychiatrie. In: Vogt-Hillmann, M. & Burr, W. (Hrsg.): Kinderleichte Lösungen: Lösungsorientierte Kreative Kindertherapie. Dortmund (borgmann publishing).

Asen, E. & Scholz, M. (2015): Praxis der Multifamilientherapie. Heidelberg (carl-auer-verlag), 3. A. http://www.multifamilientherapie.de/

Antonovsky A. (1997): Salutogenese. Zur Entmystifizierung der Gesundheit. Tübingen (dgvt).

Benz, C. & Jenni, O. (2016): Schlafstörungen bei Kindern. Eine Übersicht mit Fallbeispielen aus dem Beratungsalltag. KiPra 87, 89–96

Berg, I. K. & de Shazer, S. (1998): Kurzzeittherapie – Von Problemen zu Lösungen (DVD). Düsseldorf (Auditorium Netzwerk).

Bindernagel, D. & Erb, S. (2016): Schlafstörungen bei Säuglingen und Kleinkindern aus Sicht der Kinderpsychiatrie. Warum schläft das Kind nicht? KiPra 87, 98–105

Brett, D. (1998): Anna zähmt die Monster: Therapeutische Geschichten für Kinder. 5. Aufl. Salzhausen (iskopress).

Caby, A. & Caby, F. ([3]2017): Die kleine Psychotherapeutische Schatzkiste Teil 2, Dortmund. (BORGMANN MEDIA)

Caby, F. (2001): Aspekte einer systemischen Gruppentherapie. In: Rotthaus, W. (Hrsg.): Systemische Kinder- und Jugendlichenpsychotherapie. Heidelberg (Carl-Auer-Systeme).

Caby, F. (2002): Die Gruppe als System. In: Vogt-Hillmann, M. und Burr, W. (Hrsg.): Lösungen im Jugendstil: Systemisch-lösungsorientierte Kreative Kinder- und Jugendlichentherapie. Dortmund (borgmann publishing).

Delfos, M. F. (2004): „Sag mir mal …" Gesprächsführung mit Kindern. Weinheim und Basel (Beltz).

Dolan, Y. (2000): One small step. New York (iUniverse)

Durrant, M. (1996): Auf die Stärken kannst du bauen: Lösungsorientierte Arbeit in Heimen und anderen stationären Settings. Dortmund (verlag modernes lernen).

de Shazer, S. (1989): Wege der erfolgreichen Kurztherapie. Stuttgart (Klett-Cotta).

de Shazer, S. (1997): Der Dreh: Überraschende Wendungen und Lösungen in der Kurzzeittherapie. 5. Aufl. Heidelberg (Carl-Auer).

de Shazer, S. (1998): Das Spiel mit den Unterschieden: Wie therapeutische Lösungen lösen. Heidelberg (Carl-Auer).

de Shazer, S. & Dolan, Y. (2008): Mehr als ein Wunder: Lösungsfokussierte Kurztherapie heute. Heidelberg (Carl-Auer).

Deutsche Migräne und Kopfschmerzgesellschaft: http://www.dmkg.de/dmkg/sites/default/files/kinder.pdf Zugriff am: 14.05.2016

Döpfner, M. & Banaschewski, T. und Sonuga-Barke, E. (2008): Aufmerksamkeitsdefizit-/Hyperaktivitätsstörungen (ADHS) in Petermann, F. (Hrsg.): Lehrbuch der Klinischen Kinderpsychologie. 6. Aufl. Göttingen (Hogrefe).

Furman, B. ([7]2013): Es ist nie zu spät eine glückliche Kindheit zu haben. Dortmund (borgmann publishing)

Fuhrmann, P., Schreiner-Zink, S. & v. Gontard, A. (2008): Störungen der Ausscheidung: Einnässen und Einkoten in Petermann, F. (Hrsg.): Lehrbuch der Klinischen Kinderpsychologie. 6. Aufl. Göttingen (Hogrefe).

Görlitz, G. (2005): Psychotherapie für Kinder und Familien: Übungen und Materialien für die Arbeit mit Eltern und Bezugspersonen. Stuttgart (Pfeiffer bei Klett-Cotta).

Gontard, von (2013): http://www.awmf.org/uploads/tx_szleitlinien/028-041k_S2k_Psychische_Stoerungen_Saeugling_Kleinkind_Vorschulalter_2013-10.pdf

Hammel, S. (2009): Handbuch des therapeutischen Erzählens. Geschichten und Metaphern in Psychotherapie, Kinder und Familientherapie, Heilkunde, Coaching und Supervision. Stuttgart (Klett-Cotta).

Hargens, J. & Eberling, W. (Hrsg.) (2000): Einfach kurz und gut, Teil 2: Ressourcen erkennen und nutzen. Dortmund (borgmann publishing).

Hargens, J. (2003): Systemische Therapie … und gut. Ein Lehrstück mit Hägar. Dortmund (verlag modernes lernen).

Hirschberg, R. (2007): Das Problem-Lösungsbild. In: Vogt, M. (Hrsg.): Wenn Lösungen Gestalt annehmen: Externalisieren in der kreativen Kindertherapie. Dortmund (borgmann publishing).

Hobday, A. & Ollier, K. (2001): Helfende Spiele: Kreative Lebens- und Konfliktberatung von Kindern und Jugendlichen. Weinheim und Basel (Beltz).

Holtmann, M., Steiner, H., Poustka, F. & Lehmkuhl, G. (2015): Theoretische und klinische Grundlagen und pathogenetische Modelle. In: Lehmkuhl G, Poustka F, Holtmann M & Steiner, H. (Hrsg): Praxishandbuch Kinder- und Jugendpsychiatrie. Göttingen (Hogrefe).

Holtz, K. L., Mrochen, S., Nemetschek, P. & Trenkle, B. (Hrsg.) (2007): Neugierig aufs Großwerden: Praxis der Hypnotherapie mit Kindern und Jugendlichen. 3. Aufl. Heidelberg (Carl-Auer).

Holtz, K. L. & Mrochen, S. (2005): Einführung in die Hypnotherapie mit Kindern und Jugendlichen. Heidelberg (Carl-Auer).

Isebaert, L. et al. (2005): Kurzzeittherapie – ein praktisches Handbuch: Die gesundheitsorientierte kognitive Therapie. Stuttgart (Thieme).

Johnson, L. D. (2001): Strategic and Solution-Focused Treatment of Depression. In: Geary, B. B. & Zeig, J. K. (Hrsg.): The Handbook of Ericksonian Psychotherapy. Phoenix, Arizona (The Milton H. Erickson Foundation Press).

Lee, S.-H., von Stülpnagel, C. & Heinen, F. (2006): Therapie der Migräne im Kindesalter – Update. Monatschr Kinderheilkd 154: 764–772 (Springer Medizin Verlag).

Ludewig, K. (2005): Einführung in die theoretischen Grundlagen der systemischen Therapie. Heidelberg (Carl-Auer).

Molcho, S. (2002): Alles über Körpersprache: Sich selbst und andere besser verstehen. München (Mosaik).

Mrochen, S. in Mrochen S., Holtz, K. L. & Trenkle, B. (Hrsg.) (1997): Die Pupille des Bettnässers: Hypnotherapeutische Arbeit mit Kindern und Jugendlichen. 3. Auflage, Heidelberg (Carl-Auer).

Nardone, G. (2003): Systemische Kurztherapie bei Zwängen und Phobien. Einführung in die Kunst der Lösung komplizierter Probleme mit einfachen Mitteln. 2. Auflage, Bern (Verlag Hans Huber).

Nemetschek, P. (2006): Systemische Familientherapie mit Kindern, Jugendlichen und Eltern: Lebensfluss-Modelle und analoge Methoden. Stuttgart (Klett-Cotta).

Neumeyer, A. (2000): Mit Feengeist und Zauberpuste – Zauberhaftes Arbeiten in Pädagogik und Therapie. Freiburg i. Br. (Lambertus).

Noeker, M. (2008): Funktionelle und somatoforme Störungen. In: Petermann, F. (Hrsg.): Lehrbuch der klinischen Kinderpsychologie. 6. Aufl., Göttingen (Hogrefe).

Petermann, U. & Petermann, F. (2007): Aggressives Verhalten. Monatsschrift Kinderheilkunde 155: 928–936.

Poustka, L. & Rothermel, B. (2015): Zwangsstörungen. In: Lehmkuhl G, Poustka F, Holtmann M & Steiner, H. (Hrsg): Praxishandbuch Kinder- und Jugendpsychiatrie. Göttingen (Hogrefe).

Rabenschlag, U. (1998): Kinder reisen durch die Nacht. Freiburg (Herder).

Renner, C. (2005): Stark fürs Leben – Geistiges Karate für Kinder. Ein lösungsorientierter Ansatz in der Kindertherapie. Stuttgart (Klett-Cotta).

Retzlaff, R. (2008): Spiel-Räume: Lehrbuch der systemischen Therapie mit Kindern und Jugendlichen. Stuttgart (Klett-Cotta).

Roeden, J., Bannink, F., Maaskant, M. & Curfs, L. (2009): Solution-Focussed Brief Therapy with Persons with Intellectual Disabilities. Journal of Policy and Practice in Intellectual Disabilities. Vol. 6 Nr. 4, 252–259.

Rotthaus, W. (2015): Ängste von Kindern und Jugendlichen. Heidelberg. (Carl-Auer)

Schemmel, H. & Schaller, J. (2003): Ressourcen: Ein Hand- und Lesebuch zur therapeutischen Arbeit. Tübingen (dgvt-Verlag).

Schlippe, A. v. & Schweitzer, J. (1999): Lehrbuch der systemischen Therapie und Beratung. 6. Aufl. Göttingen (Vandenhoeck & Ruprecht).

Schneider, S. (2004): Angststörungen. In: Eggers, C., Fegert, J. & Resch, F. (Hrsg.): Psychiatrie und Psychotherapie des Kindes- und Jugendalters. Berlin/Heidelberg (Springer-Verlag).

Schönborn, S. (2013): Zirkuläres Fragen, Coaching Ausbildung Basic.

Selekman, M. D. (1997): Solution-focused therapy with children: Harnessing Family Strengths for Systemic Change. New York (Guilford Press).

Simon, F. B. & Rech-Simon, C. (2001): Zirkuläres Fragen. Systemische Therapie in Fallbeispielen: Ein Lernbuch. 4. Aufl. Heidelberg (Carl-Auer).

Spitzer, M. & Herschkowitz, N. (2009): Die Neurobibliothek. Pubertät ist, wenn Eltern seltsam werden. Audio CD.

Tagwerker Gloor, F. & Walitza, S. (2016): Tic Disorders and Tourette Snyndrome: Current Concepts of Etiology and Treatment in Children and Adolescents. Neuropediatrics; 47: 84–96.

Trapmann, H. & Rotthaus, W. ([13]2018): Auffälliges Verhalten im Kindesalter. Handbuch für Eltern und Erzieher – Band 1. Dortmund (verlag modernes lernen).

Vogt-Hillmann, M., Eberling, W. & Burr, W. (1999): Kinderleichte Lösungen: In: Vogt-Hillmann, M. & Burr, W. (Hrsg.): Kinderleichte Lösungen: Lösungsorientierte Kreative Kindertherapie. Dortmund (borgmann publishing).

Wanderer, S., Mogwitz, S. & Roessner, V. (2015): Tic-Störungen. In: Lehmkuhl G, Poustka F, Holtmann M & Steiner, H. (Hrsg): Praxishandbuch Kinder- und Jugendpsychiatrie. Göttingen (Hogrefe).

Watzlawick, P. (1999): Wenn die Lösung das Problem ist. In: Döring-Meijer H (Hrsg.): Ressourcenorientierung – Lösungsorientierung: Etwas mehr Spaß und Leichtigkeit in der systemischen Therapie und Beratung. Göttingen (Vandenhoeck & Ruprecht).

Welter-Enderlin, R. (2004): Nützlichkeit und Grenzen von Ritualen und ritualisierten Übergängen in der Praxis systemischer Therapie. In: Welter-Enderlin R & Hildenbrand, B. (Hrsg.): Rituale – Vielfalt in Alltag und Therapie. 2. Aufl. Heidelberg (Carl-Auer).

Wilson, J. (2003): Kindorientierte Therapie: Ein systemisch-kooperativer Ansatz. Heidelberg (Carl-Auer).

Zeig, J. (2006): Confluence. The Selected Papers of Jeffrey K. Zeig. Phoenix, Arizona (Zeig, Tucker & Theisen, Inc.).

Raum für Notizen:

Raum für Notizen:

Raum für Notizen:

Raum für Notizen: